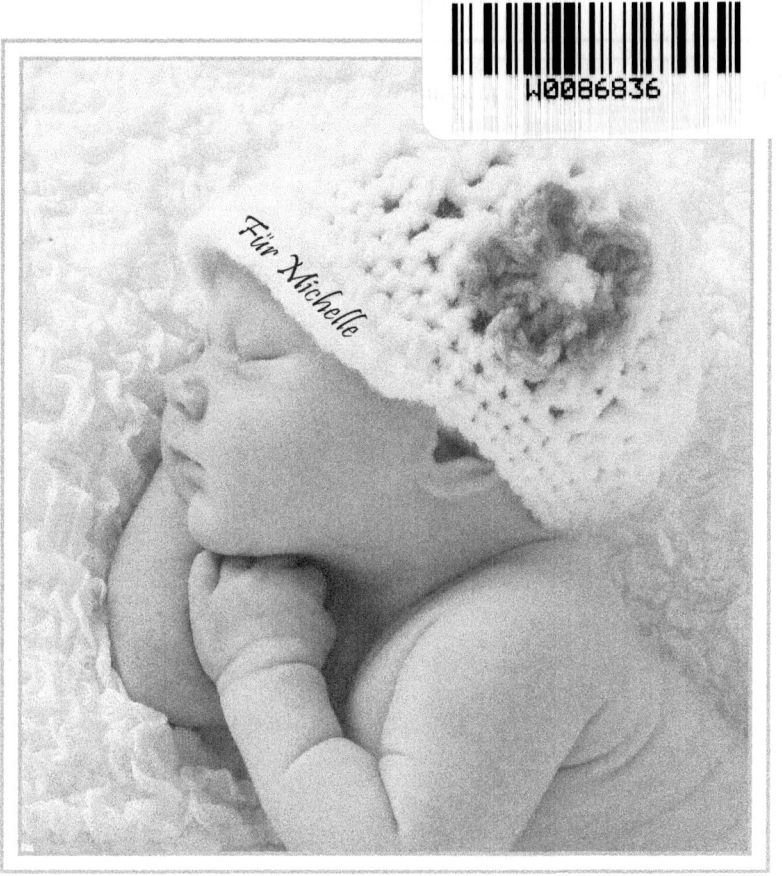

Für Michelle

Bibliografische Information der Deutschen Nationalbibliothek:
Die Deutsche Nationalbibliothek verzeichnet diese Publikation in der Deutschen
Nationalbibliografie; detaillierte bibliografische Daten sind im Internet über
http://dnb.d-nb.de abrufbar.

1. Auflage	September 2014
© 2014	edition riedenburg
Verlagsanschrift	Anton-Hochmuth-Straße 8, 5020 Salzburg, Österreich
Internet	www.editionriedenburg.at
E-Mail	verlag@editionriedenburg.at
Lektorat	Dr. Heike Wolter, Regensburg
	Anna Rockel-Loenhoff, Unna
Bildnachweis	Babyfotos: © Barbara Helgason - Fotolia.com
Satz und Layout	edition riedenburg
Herstellung	Books on Demand GmbH, Norderstedt

ISBN 978-3-902943-49-1

Hebamme
Anna-Maria Held

Die Hebammen
schülerin

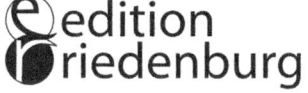
edition
riedenburg

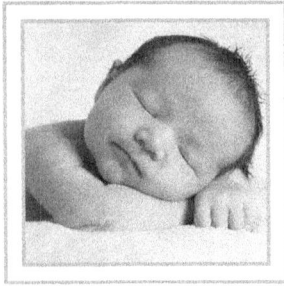

Inhalt

Der Einführungsblock

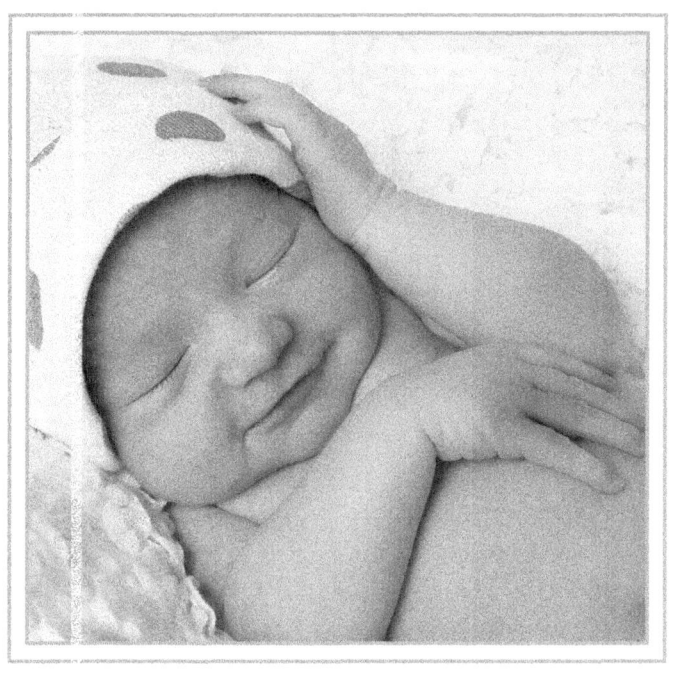

Ich ging wieder zur Schule, war das nicht schön?

Seit dem 1. April lautete meine offizielle Berufsbezeichnung nun „Hebammenschülerin".

Wem immer ich das auch erzählte, der fragte nicht mehr wie früher bei „Bankkauffrau": „Aha, und was macht man da? Banken kaufen?", sondern wusste Bescheid. Es kam entweder ein: „Oh, ist DAS ein toller Beruf!", oder ein „Hast Du Dir das gut überlegt? Du weißt, dass man als Hebamme nicht immer nur schöne Dinge erlebt, oder?"

Letztere war übrigens meine „Lieblingsreaktion": Mein Gott, manche Menschen dachten, ich wäre blöd *und* naiv!

Oder aber es kam ein: „So was könnte ich nicht, ist das nicht manchmal ziemlich eklig?"

Ablage und Tabellenkalkulation fand ich auch manchmal ziemlich eklig, von daher ...

Als ich meinen Eltern davon erzählte, sagte mein Vater voller Optimismus: „Also, wenn du uns jetzt erzählt hättest, dass du ins Kloster gehen möchtest, hätte uns das weniger überrascht."

Bereits nach zwei Tagen hatte mich mein Sohn hochinteressiert gefragt, ob ich denn schon Freunde in meiner Schule gefunden hätte oder ob ich allein in der Pause spielen müsste. Das musste ich nicht, wenngleich meine Mitschülerinnen völlig unterschiedlich waren und es auf Anhieb gar nicht so einfach war, die passende Pausenfreundin zu finden.

In unserer Klasse hatten wir beispielsweise eine Hebammenschülerin, die Michaela hieß. Leider ergab es sich selten, dass wir uns unterhalten konnten, denn sie hatte schrecklichen Mundgeruch. Bei geschätzten fünf Hektolitern Kaffee und zwölf Raummetern Zigaretten, die sie täglich konsumierte, war das kein Wunder. Und das, wo sie eigentlich sehr nett war.

Aufregenderweise trampte Michaela wöchentlich zur Schule und von dort aus zurück nach Stuttgart. Dementsprechend „flexibel" waren ihre Ankunftszeiten zum Unterricht.

Als weiteres Highlight hatten wir drei Mädels in der Klasse, bei denen ich nicht verstehen konnte, wieso sie sich für diesen Ausbildungsgang interessierten – und zum anderen, wer sie als Hebammenschülerinnen akzeptiert hatte.

Das Erste der besagten Mädchen hieß Heidrun, 18, ein Topmodel-würdiges Mäuschen, aber ständig nur am Rummotzen. Jede Antwort, die sie im Unterricht gab, kam in einem „Eigentlich hab ich keinen Bock, hier irgendwas zu sagen, aber ich lasse mich für euch Idioten einfach mal herab und mach es trotzdem"-Ton.

Die Zweite in dieser „Clique" war Veronika. Sie war 19 und befand sich, glaube ich, schon damals in einer Art Midlife-Crisis – hatte keine Kinder, wollte auch keine Kinder, weil „es blöd war, in diese beschissene Welt noch Kinder zu setzen". Dafür hatte sie eine Katze und einen merkwürdigen Kleidungsstil. Sie lachte und ging wie ein Mann, und fand es total blöd, dass wir Klausuren schrieben, die auch noch eingesammelt und benotet werden wurden. Sie fühlte sich „total kontrolliert" und „nicht frei". Dass wir theoretisch alle Klausuren mit einer Sechs schreiben und die Prüfung trotzdem mit einer Eins bestehen konnten, hatte sie anscheinend nicht verstanden.

Veronika hatte ein eher derbes Vokabular. Eines Tages unterhielten wir uns im Unterricht über Mitgefühl, Empathie und Mitleid. Dies war Veronikas Beitrag: „Wenn's mir richtig scheiße geht, und mir mein Kumpel auch noch sagt, ‚Mann siehst du scheiße aus, geht's dir scheiße?', dann fühle ich mich erst recht scheiße. Also Mitleid an sich ist echt scheiße."

Die Dritte im Bunde war Christel. Ich kannte sie aus dem Assessment-Center. Und da war sie noch Christel gewesen. Jetzt war sie Veronika zwei. Mit 21 hatte sie ihren ureigenen Charakter noch nicht gefunden. Daher lachte und ging sie wie Veronika und fühlte sich ebenfalls unfrei und kontrolliert.

Ich verbrachte die meiste Zeit mit Michelle. Sie sah aus wie eine irische Elfe: rote, feine Haare, heller Teint, Sommersprossen, sehr grazil. Der Schein sollte trügen. Wann immer wir gemeinsam für Klausuren lernten, entpuppte sie sich als knallharte Sklaventreiberin. Was ich übrigens sehr brauchte. Ohne Michelle kam ich einfach nicht klar. Sie wurde meine Freundin. Der Rest unserer Klasse war „unauffällig".

Unsere Lehrer waren ebenfalls sehr unterschiedlich. Unsere Klassenlehrerin, Frau Müller, war 65 und der Inbegriff einer Hebamme. Sie war ein wenig schrumpelig und hatte knubbelige Füße. Meist war sie unglaublich lustig und hatte gleichzeitig eine total ruhige Ausstrahlung. Jede Aufregung war sofort vorbei, wenn sie nur einmal ihren „Ist das wirklich so schlimm?"-Blick aufsetzte.

Emanzipiert war sie auch, glaube ich.

„Sie sind hier 20 Frauen! Seien Sie stolz drauf! Machen Sie was draus! WIR SIND KEINE PASSIVEN FRAUEN!"

Bestimmt hatte sie wichtige Feministinnen zur Freundin.

Die anderen Lehrhebammen waren etwas jünger. Eine war etwas energischer und geradliniger, eine etwas verwirrter, eine etwas modemutiger (rote Haare, orangefarbener Pulli, lila Strickjacke), und eine etwas hyperaktiver. Letztere begattete die Tafel förmlich, weil sie beim Schreiben vor der Tafel rauf und runter sprang wie ein aufgezogenes Männchen. Außerdem drückte sie die Kreide beim Schreiben fast in die Tafel rein, aus Angst, es könnte nicht deutlich genug sein.

Eines hatten sie jedoch gemeinsam: Alle waren ein wenig schwerhörig. Wenn sie im Kreißsaal nur mit Frauen wie mir zu tun gehabt hätten, wären sie vermutlich sogar taub gewesen.

Zweimal die Woche hatten wir Arztunterricht. Meist von Assistenzärzten. Die kamen alle im weißen Kittel an, damit gleich mal klar war, welche Stellung die hatten. Aber unter dem Kittel waren sie auch wieder völlig unterschiedlich.

Einmal hatten wir Unterricht beim Narkosearzt Dr. Schönewald. Sein Unterricht in einem Kurs, wo fast nur 20-jährige, hormongeplagte Mädels saßen, war wenig effektiv. Weil er nämlich ein Hübscher war. Als er den Raum betrat, machten die „Zwannis" alle „Ooooooch ..." und schmolzen dahin. Als er seine eheberingte Hand auf den Tisch legte, machte es laut „krackkrackkrackkrack", das waren die Herzen der Zwannis.

Dr. Schönewalds Unterricht war ganz gut strukturiert, auch wenn er am Schluss des Themas „Entzündungen" sagte: „Ach, wisst ihr, ver-

gesst die Stunde, ich glaube, das müsst ihr alles gar nicht wissen."
(Erstaunlicherweise sagten uns alle Ärzte dann und wann, dass sie
sich sehr wunderten, dass WIR „so was" lernen mussten. Frau Müller
meinte, das sei Hochmut. Ich glaube das auch. Hebammen und Ärzte sind sich ja meist nicht so ganz einig ...)

Davon abgesehen schrie Dr. Schönewald eines Tages nach einer
von ihm ruhig gestellten Frage: „WER WEISS ES? NA? NA? NA? DU?
ODER DU? NA? WER?!", trommelte wie wild mit seinen Fingern auf
dem Tisch herum und beruhigte sich nur schwer wieder. Ich glaube
ja, dass er täglich an seinen Narkosemitteln schnüffelte und an diesem Tag kräftig auf Entzug war.

Und dann hatten wir noch Hygieneunterricht bei Mr. Hygieneman
himself: Herrn Meyerhoff. Er sah Bakterien und Viren und Keime
ÜBERALL. Seine Haare hatte er sich vorsorglich abrasiert. Die hätten
sonst eine Ansammlungsstelle für Keime darstellen können. Und
eine durchgestrichene Hand auf einer Brosche trug er auch. Zumindest sah es so aus. Man hätte denken können, er wolle keinem die
Hand geben. Das störte ihn nicht, er fand das ganz gut.

Ob er sich abends, wenn er nach Hause kam, in ein Desinfektions-
bad legte zur Entkontamination? Ich konnte es mir ernsthaft vorstellen. Kuschelig war er bestimmt nicht. Deswegen war er vermutlich auch Single.

Die Hebammenschulzeit war nicht wirklich viel anders als die „normale" Schulzeit. Man begegnete lustigen, kuriosen, verrückten, anstrengenden Leuten, da starb keine Spezies aus. Zickenkriege gab's
auch unter „Älteren", und das teils so offensiv, dass ich mich jedes
Mal, wenn ich es mitbekam, fremdschämte.

Und dann die ewige Meckerei! In unserer Klasse hätte ich das anders
erwartet. Wenn ich daran dachte, dass wir am Anfang – beziehungs-
weise während des Assessment-Centers, wo noch keiner wusste, ob
man genommen werden würde – wirklich ALLES für den Platz getan hätten (und WAS sie alles dafür gegeben hätten ...), war ich sehr
verwundert darüber, dass sich wenig später einige am laufenden
Band beschwerten. Selbst solche, die erst nach Jahren einen Platz
ergattert hatten.

„Um 8 Uhr fängt der Unterricht an? Immer?"

„Wir lernen nicht nur alles über den Uterus, sondern müssen uns auch mit Magen, Darm und Nieren beschäftigen?"

„Wir kriegen HAUSAUFGABEN auf?"

„Wir schreiben Klausuren?"

„Wir müssen mitschreiben?"

„Wir haben FRONTALUNTERRICHT?"

Erwachsene Frauen! War es zu fassen?

Unglaublich, wie schnell man vergessen konnte, mit welcher Einstellung man ursprünglich rangegangen war.

Das Kinderzimmer

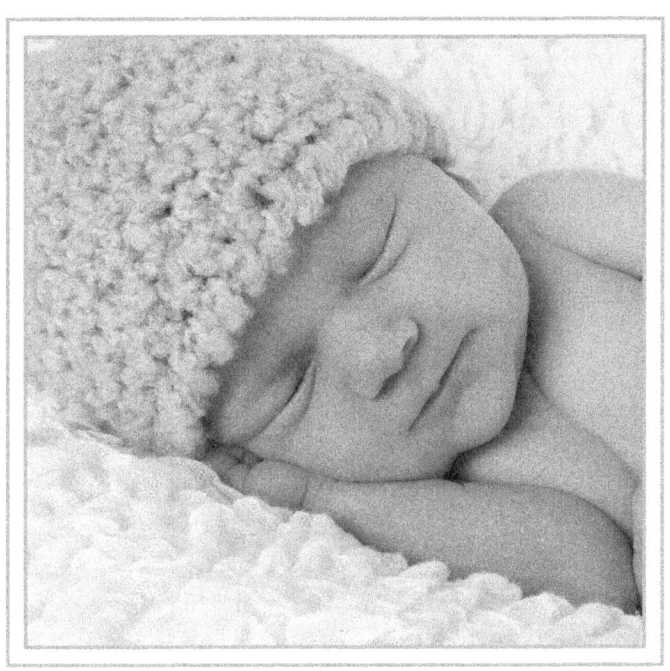

Veronika und ich

Frau Müller hatte uns vor unserem ersten Einsatz detailgenau eingenordet, wie wir uns auf Station zu verhalten hatten: Pünktlich sein, Haare zusammenbinden und hochstecken (ab gewisser Länge), höchstens dezent schminken, Fingernägel kurz und unlackiert, Schmuck ab, nichts Privates erzählen, immer Einsatz zeigen und nicht blöd rumkichern. Nicht verwahrlost aussehen und nicht nach Schweiß oder Sonstigem stinken.

Wenn sie vor allem die letzten beiden Punkte so explizit erwähnt hatte, musste es tatsächlich einen Anlass dazu gegeben haben.

Ich hoffte, ich machte alles richtig.

Der Frühdienst begann um halb sechs morgens. Wobei wir mindestens zehn Minuten vorher gestriegelt und umgezogen im Stationszimmer antanzen mussten, um uns bis zum Schichtbeginn komplett gesammelt zu haben. Für mich hieß das: Aufstehen um kurz nach vier.

Wenn man dann im Klinikum angekommen war, schliefen die Patienten meist noch. In das in sanftes Dämmerlicht getauchte Kinderzimmer kam dann und wann mal eine übernächtigte Mutter. Es war eine von denen, die ihr endlich schlafendes Kind, das zwischen 20 Uhr abends und 5 Uhr morgens putzmunter gewesen war, bei uns lassen wollte, um zumindest noch bis zum Frühstück zu schlafen. Eine andere benötigte vielleicht Hilfe beim Wickeln und eine ganz andere brauchte ein Ohr, weil sie gerade der Babyblues heimtückisch erwischt hatte und sie glaubte, vor lauter Kummer auf der Stelle sterben zu müssen.

Für mich war dieser Einsatz ein Eintauchen in alte Zeiten. Auch ich hatte nach den Geburten von Alexander und Selma auf einer Wochenstation gelegen und war überwältigt gewesen von all dem Neuen.

Ein Baby, ein duftendes Baby, das neun Monate in einem geschlummert hatte, das bebrütet worden war, von dem man schon viele Ideen und Vorstellungen und Träume gehabt hatte und das trotzdem ein zauberhaftes Wunderwerk an Überraschungen beinhaltet hatte. Nach Monaten des Wartens war das Baby endlich zur Welt gekommen und nach Stunden der Schmerzen mit all ihren akustischen Untermalungen mütterlicherseits breitete sich dann eine Stille aus, die so magisch war, dass man sie förmlich hören konnte.

Mutter geworden ... Eltern geworden ... Das Leben hatte sich auf einmal völlig geändert und das war so unglaublich schön!

Egal, wie schlaflos hier die erste Nacht auf der Wochenstation war, es war eine magische Nacht, in der Mutter und Kind sich von Angesicht zu Angesicht kennenlernen konnten. In der die Mutter langsam begreifen konnte: „Das ist mein Kind! Meins!" Nicht nur gedanklich, sondern auch mit ihren Händen und in ihren Armen, mit denen sie ihr, ihr, IHR Baby nun vor allem beschützend halten und spüren konnte. Was für ein Geschenk das war.

Das erste Mal Stillen, das erste Mal Wickeln, das erste Mal Anziehen ... Sich mit Leib und Seele um ein kleines schutzbedürftiges Geschöpf kümmern dürfen und müssen, das einem selbst entschlüpft war und das sich darauf verließ, dass die Mutter das gewohnte Full-Service-Betreuungsprogramm auch außerhalb der Gebärmutter erledigen würde.

Der Wermutstropfen während meiner Zeit im Kinderzimmer bestand aus Veronika.

Freundinnen waren wir nach wie vor nicht. Es war ihr ein dringendes Bedürfnis, mich darüber informieren, dass sie mich sehr merkwürdig fand, also eigentlich schon direkt ... ja ... scheiße. Tja nun. Dito. Vor allem deshalb, wie sie sagte, weil wir so unterschiedlich waren.

Das stimmte absolut. Und WIE das stimmte!

Sie hatte eine Fünf in der Wochenbettklausur, ich eine Eins. Sie hatte sich drei Jahre auf einen Ausbildungsplatz bewerben müssen und ich mich nur ein einziges Mal. Sie hatte Falten wie ein Faltenrock und ich keine.

„Ja, aber nicht, dass de jetzt heulend nach Hause fährst, ne? Also falsch verstehen sollste mich da jetzt auch nich ...", wieder Veronika.

Frau Müller hatte uns ja extra gesagt, wir sollten nichts Privates von uns erzählen. Das würde nämlich keinen interessieren. Weder die Schwestern und schon mal gar nicht die Patienten. Ich stand im Kinderzimmer und hörte durch zwei Türen Veronikas Stimme.

„Kann nich sein, dacht ich nur, nä? Als ich mit der Pille angefangen habe, hab ich SOLCHE Titten gekriegt. SOLCHE TITTEN! Und auch die ganzen Jungs in der Disco, nä? Die ham auch gefragt, ey sind die echt?"

Nun ja, das konnte ja noch heiter werden. Ich hielt mir vor Augen, dass Veronika erst 19 Jahre alt war und mit der Zeit etwas ruhiger werden würde. Ich wünschte mir für sie, dass sie das noch innerhalb der Ausbildungszeit schaffen würde. Sonst würde ich nämlich durchdrehen ...

Hepatitis und Verbrecher

Eines Tages kam ich mit hochbrisanten Körperausscheidungen in Kontakt. Wir hatten eine Patientin mit alter Hepatitis A- und frischer Hepatitis B-Infektion und auch Verdacht auf Hepatitis C und HIV. Blöderweise hatte sich eine Ärztin auch noch an der hochverseuchten Nadel, mit der man der Patientin Blut abgenommen hatte, gestochen. Zum Glück bestätigten sich Hepatitis C und HIV nicht.

Die Familie bekam das Zimmer, das entweder für Privatpatienten oder für Patientinnen mit ansteckenden und gefährlichen Krankheiten vorgesehen war, weil es eine eigene Toilette hatte. Angesichts dessen überdachte ich die „Vorteile" meiner Privatversicherung ...

Eine der vielen Duschen auf dem Flur wurde mit einem „Gesperrt"-Schild versehen, die war dann nur noch für diese Patientin. Auf der Station war der Teufel los und ich sollte mal ins Zimmer gucken, beim Anlegen helfen, beim Kind Temperaturkontrolle machen und nach Körperausscheidungen des Babys gucken.

„Zieh Dir einen Schutzkittel an und pass auf!", gab meine Mentorin Kathrin mir mit auf den Weg.

„Oh Gott, Hepatitis, Hepatitis, ich muss in die Todeszelle!", dachte ich. Ich fürchtete mich. Sehr. Hepatitis! Sowas Furchtbares hatte es in meiner sorglosen Blümchenwelt bislang nicht gegeben. Magen-Darm-Grippe war das höchste der Gefühle gewesen.

Ich ging aufs Klo und übte ein möglichst unbefangenes „Hallo!" vor dem Spiegel. Es sollte einem „Herzlichen Glückwunsch zu Ihrem zauberhaften Baby!" gleichen und keinem „Herzlichen Glückwunsch zur Hepatitis, bitte stecken Sie mich bloß nicht an, ich möchte nämlich noch nicht so gerne sterben." Beiläufig streifte ich mir den Schutzkittel über und sah mir das Baby an.

Kinder von Hepatitis-Müttern wurden standardmäßig sofort nach der Geburt geimpft, und dieses Kind natürlich auch. Es roch somit leider überhaupt nicht mehr nach Baby, sondern nach Chemie.

Dann ging's zur Mutter und ich fürchtete mich immer noch. Vor allem, wenn ich an die nette Zusatzinfo dachte, dass diese Frau es mit der Hygiene nicht ganz so genau nahm. So wie bei allen Patientinnen setzte ich mich ans Bett und fragte betont unbesorgt, ob ich ihre Brust mal abtasten dürfe. Ich durfte natürlich.

Schnockschnock – frische Handschuhe an.

„Sie müssen sich nach dem Besuch der Toilette immer sehr gründlich die Hände waschen, das wissen Sie, oder?", fragte ich.

„Wieso?", meinte sie.

Ich wollte das furchtbare Wort „Hepatitis" nicht sagen. Somit umschrieb ich es.

„Weil auch unabhängig VON IHRER SPEZIELLEN SITUATION der Wochenfluss einer jeden Frau höchst keimbelastet ist. Da sind abgestorbene Eihaut, viele, viele Bakterien und Keime drin! Und die dürfen AUF KEINEN FALL ans Kind, sonst kriegt es eine hässliche Infektion."

Ich hoffte, sie damit genug abgeschreckt zu haben. Sie schien mich zumindest verbal verstanden zu haben. Mehr konnte ich erstmal nicht erwarten. Nachdem ich wieder aus dem Zimmer gegangen war (und überraschenderweise nicht sterben musste), desinfizierte ich mir mit gefühlten fünf Litern Desinfektionslösung meine Hände. Die waren dann auf 20 Jahre im Voraus keimfrei.

Das mit dem infektiösen Wochenfluss (wenn man nicht gerade HIV, Tuberkulose, Hepatitis oder Ähnliches hat) ist aus heutiger Sicht übrigens total veraltet. Während meiner Ausbildungszeit hatte der Wochenfluss aufklärungsmäßig aber noch apokalyptische Konsequenzen, wenn er an Brust oder Kind kam. Die Engländerinnen hatten es da schon damals besser. Deren Wochenfluss war nämlich nicht so schrecklich. Und im Zuge der Europäisierung wurde dann auch der deutsche Wochenfluss zu einer harmlosen Ausscheidung.

Ein paar Tage später wurde es höchst spannend. Die Verlobte eines mit internationalem Haftbefehl gesuchten Mörders bekam bei uns ihren Sohn. Sie selbst war Russin, der Kindsvater Kosovo-Albaner. Er hatte damals seine erste Ehefrau erstochen, was so ganz straffrei natürlich nicht war.

In unserem Stationszimmer hing ein Fahndungsfoto dieses Mannes, der eventuell hätte auftauchen können, um sein Kind zu sehen. Wir hätten ihm dies auch nicht verwehren, sondern normal bleiben und sofort die Kripo informieren sollen. Der Frau durften wir nicht sagen, dass wir in Kenntnis gesetzt worden waren, und als ich sie nach der Geburt besuchte, um sie beim erste Anlegen zu unterstützen, dachte ich nur: „Du arme Frau. Wenn Du wüsstest, was ich weiß ..."

Das Kind würde mit diesem familiären Hintergrund später bestimmt an Coolness nicht zu überbieten sein. Gott sei Dank verließen Mutter und Kind das Krankenhaus, ohne dass der Vater sie besuchte.

Die Polizei beehrte uns später ein weiteres Mal, denn eine bulgarische Prostituierte bekam bei uns Drillinge. Die Frau war 22 Jahre alt und illegal in Deutschland. Ihre drei Jungs sollten zur Adoption freigegeben werden, so hatte es die junge Mutter bereits vor der Geburt entschieden. Anfänglich gab sie keinen Vater an, sie wusste es nämlich nicht. Aber als sie nach gewissen Ähnlichkeiten Ausschau hielt, kam anscheinend nur ihr Zuhälter in Frage.

Die Frau hatte sich die Adptions-Entscheidung nicht leicht gemacht und sie bestimmt, das Wohl der Kinder im Auge behaltend, getroffen. Adoptiveltern gab es bereits. Ihr Zuhälter fand die Idee nicht so klasse. Letzten Endes gelangten die drei Kinder an liebevolle Adoptiveltern, der Kontakt zur leiblichen Mutter konnte sogar bestehen bleiben.

Solche Happy Ends waren schon irgendwie wichtig, auch für mein kleines Herz.

Ein paar Tage später fuhr ich wieder zum Frühdienst, und der Babynotarztwagen stand vor der Eingangstür. Schon allein dieser Anblick hatte etwas Bedrohliches.

Einem Neugeborenen im Kreißsaal ging es wohl unglaublich schlecht, hieß es. Und eine Stunde später wurden wir darüber informiert, dass dieses Kind gestorben war.

Die Eltern waren Afrikaner. Sie hatten schon drei Töchter, und dieses Baby war der lang ersehnte Sohn. Schwangerschaft und Geburt waren völlig normal verlaufen. Aber das Kind war gestorben. Ob an einem Herzfehler oder einem Umstellungsfehler des kindlichen Blutkreislaufes, man wusste es nicht.

Eineinhalb ewig lange Stunden hatte man verzweifelt versucht, das Baby zu reanimieren, zurück ins Leben zu holen. Und dann hatte man den Versuch aufgeben müssen.

Wann immer ich an dem Tag am Eingang des Kreißsaals vorbeiging, sah ich diese Tür mit den Augen der Eltern. Wenn er vorher noch hell und zauberhaft ausgesehen hatte, empfanden sie ihn nun sicher als dunkel, hoffnungslos und bedrohlich. Die Stimmung im Kreißsaal selbst war natürlich äußerst bedrückt.

Für diesen Tag stand auch die Welt im Kreißsaal einfach still. Und ich fand, dass sie das durfte.

Ich hatte noch nie ein totes Kind bzw. überhaupt einen Toten gesehen. Und eines Tages unvorbereitet in so eine Situation zu kommen, wäre für mich sehr schwierig gewesen. Daher fragte ich, ob ich mir dieses Kind mal ansehen dürfe.

Ich durfte.

Weil die Hebamme das Baby aber schon so oft an die Eltern gegeben hatte und mich nicht auch noch begleiten konnte, bat sie mich darum, mir das Baby selbst aus dem Kühlschrank zu holen.

Mir schlug das Herz bis zum Hals, als ich mir Handschuhe anzog. Ich ging wie in Zeitlupe zu dem Kühlschrank, in dem der kleine Junge lag. Ich befürchtete, das Kind sofort zu sehen, wenn ich die Tür öffnen würde, und war überrascht, dass dem nicht so war.

Er war in ein Tuch eingehüllt. Ich hatte nun viele Neugeborene gesehen – vorneweg meine eigenen –, sie gewickelt, angezogen und gebadet. Ich wusste, wie sie sich anfühlten, wie sie reagierten. Dieses Kind tat nichts dergleichen.

Es war merkwürdig, durch ein Tuch hindurch etwas sehr Vertrautes zu spüren, an dem aber doch etwas entscheidend anders war. Es war eine eigenartige Situation, die mich schon fast mit etwas Angst erfüllte. Aber was sollte passieren? Das Kind konnte mich ja nun nicht aus heiterem Himmel anspringen oder sonstwas mit mir anstellen. Wie merkwürdig, dass man von so einer irrationalen Angst beschlichen werden konnte, wenn man sich mit dem Tod auseinandersetzte. Es war sehr beklemmend.

Ich legte den Jungen vorsichtig auf einen Wagen und nahm das Tuch ab. Der Kleine war natürlich kühlschrankkalt. Aber davon abgesehen sah er auf den ersten Blick völlig normal aus. Was er ja auch war, bis auf die Tatsache, dass er gestorben war.

Er war unglaublich niedlich. Schwarze Löckchen, ganz süße Öhrchen, leicht plattes Näschen. Er schien zu schlafen. Unwillkürlich beobachtete ich seinen Bauch, ob er vielleicht doch noch atmete. Verrückt, eigentlich.

Die Lippen waren blutleer und wenn man ein zweites Mal hinsah, konnte man sehen, dass das Kind tatsächlich auch „lebensleer" war. Es war „nichts mehr drin". Das Leben, die Seele, was auch immer, es war einfach nicht mehr vorhanden. Ich nahm die kleinen Hände in meine, streichelte den kleinen Jungen, und es fühlte sich völlig anders an, als ich es erwartet hatte.

Die Leichenstarre ging auch in die Hautschichten, und somit fühlte sich das kleine Gesicht an wie das einer Puppe.

„Du hast es einfach nicht geschafft, hm?", stellte ich ohne Erwartung einer Antwort fest.

Dieses gesamte Ausmaß, die Traurigkeit, die Verzweiflung der Eltern … Ich war mir darüber im Klaren, dass das eine unerträglich schwere Zeit für sie sein musste. Was es genau für sie bedeutete, blieb mir verborgen, denn diese Erfahrung hatte ich nie machen müssen.

„Ich kann Sie gut verstehen", das wäre mir nie über die Lippen gekommen.

Anschließend ging ich zum Spätdienst. Tief bewegt und nachdenklich. Dieser Tag ging ein wenig an mir vorbei, ich arbeitete trotzdem irgendwie weiter. Der Anblick des Todes war kein Mysterium mehr, vor dem ich mich fürchten musste. Dieses Kind hatte es tatsächlich einfach nicht geschafft und war, nachdem es auf die Welt gekommen war, gleich wieder gegangen. Warum auch immer.

Der Anblick seiner Eltern war viel schlimmer. Sie kamen aus einem Kulturkreis, in dem eine Mutter als Versagerin dastand, wenn sie nicht in der Lage war, einem Jungen das Leben zu schenken. Mütter von toten Kindern wurden natürlich nicht auf eine Wochenstation gebracht, auf der das Leben tobte und wo bis auf den Babyblues alles einfach nur toll war und alles noch vor einem lag.

Diese Mutter kam auf die Gynäkologische Station, ging aber häufig in den Kreißsaal, um sich ihr Kind immer und immer wieder anzuschauen. Ich konnte das nachvollziehen. Ich wäre auch so eine Mutter gewesen. Eigentlich wollten die Eltern das Kind obduzieren lassen. Aber irgendwann entschlossen sie sich dazu, es doch nicht zu tun. Sie wollten es nicht wissen, weil sie im Nachhinein nichts mehr hätten ändern können.

Die Hebammen und Ärzte rieten ihnen jedoch dringend dazu, eine Obduktion zu veranlassen. Was wäre, wenn ein Gendefekt vorgelegen hätte, der es der Mutter unmöglich gemacht hätte, überhaupt einen Jungen lebend zu bekommen? Wobei: Was wäre die Konsequenz gewesen? Wären sie unbedarft schwanger geworden und hätten die Schwangerschaft abgebrochen, wenn sie wieder einen Jungen erwarteten? Nein, sie wollten nicht.

Abends kam die Kripo, Kind und Akte wurden beschlagnahmt. Der Schwager der Mutter hatte nämlich Anzeige gegen das Klinikum erstattet, weil er sich sicher war, dass ein Ärztefehler vertuscht werden sollte.

Die Schwangeren im Wartezimmer des Kreißsaals hatten natürlich SOLCHE Ohren, als die Kripo in voller Montur zur Tür hereinrauschte und lauthals verkündete, sie kämen wegen des toten Kindes, dessen Todesursache nicht geklärt worden war.

Die Innere

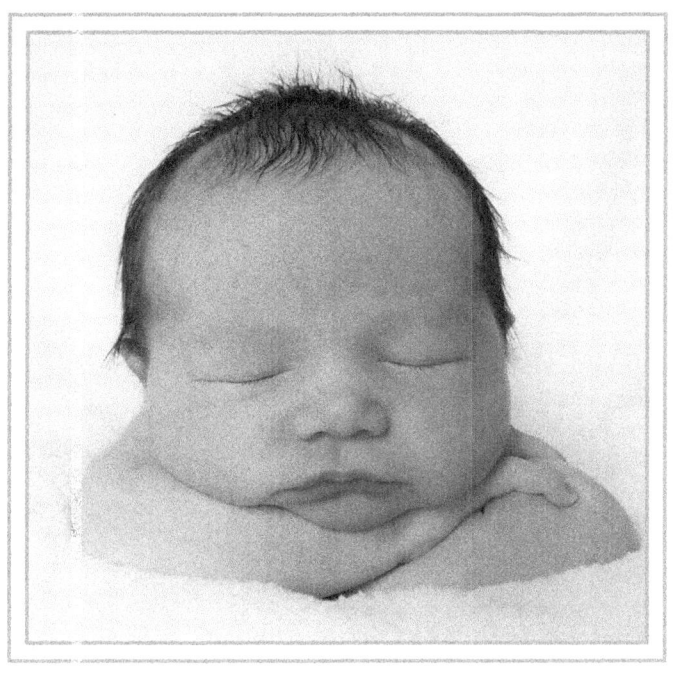

Komplette Isolation

„Wie schaffst Du es eigentlich, hier jeden Tag so gut gelaunt herzukommen?", fragte mich Maria, eine der Krankenschwestern von der Inneren beim Mittagessen.

„Na, weil ich weiß, dass ICH hier bald wieder weg bin", war meine Antwort.

Die Innere Station war zum Glück nur ein kleiner Abschnitt meiner Hebammenausbildung. Ich hätte mich auch anders ausdrücken können: Woran konnte man erkennen, dass ich schon eindeutig zu lange auf dieser Station war?

1.) Es juckte mir in den Fingern, Kurven für meine Familie anzulegen mit Informationen über Körpertemperatur, Blutdruck, Puls und letztem Stuhlgang.

2.) Als meine Kinder Läuse und ich das Haus keimfreier als keimfrei (und somit lauslos) gestaltet hatte, zog ich alle Register der Isolation (denn wer kannte sich da jetzt besser aus als ich?) und klebte meinem Mann folgende Nachricht VOR das Schlüsselloch der Haustür: „Nicht unaufgefordert eintreten! Klingeln und warten, bis ich die Tür aufmache! Jacke und Schuhe vor der Tür ausziehen und stehenlassen! Ohne etwas anzufassen nach oben ins Bad unter die Dusche zum Entlausen gehen! QUARANTÄNE!"

3.) Als ich eines Tages mit meinem Sohn zwei Nächte auf der Kinderstation in einem völlig anderen Krankenhaus wegen Verdachts auf Blinddarmentzündung verbringen musste, war ich versucht, in die Zimmer zu gehen, aus denen geklingelt wurde. Ich wunderte mich zudem stark, dass, wann immer ich über den Flur ging, mich kein Mensch über Ankunftszeiten bestimmter Ärzte oder gar Diagnosen fragte.

Es waren zehn lehrreiche Wochen, das muss ich sagen. Zehn höchst lehrreiche und höchst interessante und sehr harte Wochen. Ich musste dort den Menschen so nahekommen – in jeder Hinsicht –, dass ich drohte, an dieser Herausforderung zu scheitern, denn es ging nicht darum, Schwangere, frisch gebackene Mütter oder ihre Neugeborenen zu betreuen.

Auf der Inneren ging es meistens um das Alter.

Allgemeinchirurgisch erwarteten mich Platzbäuche, Zehenamputationen, Gallenblasen- und Schilddrüsenentfernungen, Darm-OPs. Unfallchirurgisch ging es um Hüft- und Knieprothesen, und um alles, was bei Unfällen eben „kaputtging". Es ging häufig um altersdemente Rentner, die, warum auch immer, einfach hingefallen waren und sich wer weiß was gebrochen hatten. Und nicht selten hatten wir so nette Dinge wie MRSA (ein Keim, gegen den kein Antibiotikum wirkte) und Rota-Viren, die die komplette Isolation des Patienten und eine ebensolche Vermummung des Personals bedeuteten.

Mein erster MRSA-Fall war Herr T. Ihm waren vor Monaten beide Beine amputiert worden und er hatte eine plastische OP am Becken erhalten. Damit die heilen konnte, war er in einem Glaskugelbett untergebracht.

Das muss man sich so vorstellen: Herr T. lag auf keiner Matratze, er schwebte, weil er von unten mit heißer Luft und Sand angepustet wurde. Es war eine Lautstärke, die man nicht beschreiben kann, und von der Hitze will ich gar nicht reden.

Herr T. hatte wegen der Phantomschmerzen starke Morphine in jeglicher Variation verabreicht bekommen, dementsprechend zugedröhnt war er. Eines Tages fragte ich ihn, was mit seinen Beinen passiert war, weil das in keinem Bericht stand. Und wenn man jemandem körperlich so auf die Pelle rücken musste (ich will hier an dieser Stelle gar nicht erzählen, was ich alles waschen musste, aber da ihm ja Beine und Füße fehlten, war ich ratzfatz fertig mit allem), konnte man wohl mal dezent nachfragen.

„Schwesterchen," fing er an zu lallen und guckte mich geheimnisvoll und dramatisch dabei an. „DAS ist eine Sache zwischen meiner Frau und mir. Da rede ich nicht drüber!"

Ich habe mir Gedanken darüber gemacht, ob er vielleicht eine blöde Wette gegen seine Frau verloren hatte … Gab ja die dollsten Geschichten und Schicksale.

Aber nein, später erfuhr ich: Es war eine Verschlusskrankheit, resultierend aus Diabetes, Zigaretten und schlechter Ernährung.

Wenn ich nun eins wusste, dann das: Ich würde das Rauchen nicht anfangen und auf unsere Ernährung achten. Mehr denn je.

Es fiel mir in der ersten Woche auf der Inneren sehr schwer, nach dem Dienst abzuschalten und nicht ständig ans Alter und an das Ende des Lebens zu denken. Tagtäglich wurde man damit konfrontiert. Diesen Abschnitt hatte ich zuvor immer verdrängt und dort sah ich nun tagein tagaus, wie es mal zu Ende gehen konnte: Dement, einsam, todkrank, uralt.

Ich habe einige Menschen sterben sehen, und von meiner „Lieblingsdementen", Frau H., habe ich mich in der Pathologie verabschiedet. Bei meinen Patienten wusste ich schon vorher, dass sie sterben würden. Ich habe das irgendwie gespürt. Irgendwann wurde mir verboten, diese Ahnung auszusprechen. Das war den Schwestern nämlich sehr unheimlich.

Die meisten meiner Patienten waren alt, sehr krank und wollten nicht mehr hier sein. Das Traurige aber war, dass sie absolut einsam und allein waren.

Frau H. hatte mich an einen bekannten Fernsehkomiker erinnert. Sie konnte mit ihren Zähnen genauso „dätsch" aus der Wäsche gucken wie er. Sie war lustig. Und sie machte die Station wahnsinnig. Zum Beispiel damit, dass sie nachts auf dem Flur „abführte", anschließend noch mal in ihrem Zimmer, den Kladderadatsch an der Wand verteilte, klingelte und völlig entrüstet sagte: „Guckensema, da hat jemand hingemacht." Da hatte ich Gott sei Dank keinen Nachtdienst.

In einem anderen Nachtdienst biss sie Schwester Julia. Die Bisse waren noch Wochen nach Frau H.s Tod zu sehen. Nach einem Tag der absoluten geistigen Fitness gab es einen Tag des totalen Wahnsinns mit ihr und sie starb ein paar Stunden nach meinem Feierabend.

Genau der Träger, der meine Lieblingsdemente Frau H. nachts in die Ambulanz geschoben hatte, weil sie sich den Zugang selbst aus dem Arm gerissen hatte (und direkt im Anschluss nochmal, weil sie sich den gleichen Spaß dann in ihrem Zimmer erneut gegönnt hatte), durfte sie in die Pathologie bringen. Nicht ohne ein: „Das ist jetzt endlich der letzte Transport, meine Liebe!"

Weil ich Frau H. so von Herzen gemocht hatte, wollte ich mich in der Pathologie von ihr verabschieden. Hinzu kam, dass, wann immer ich an der Pathologie im Klinikum vorbeiging, ich ein mulmiges Gefühl im Bauch hatte. Ich wusste nicht, was dort vor sich ging, und kannte nur die Filme, in denen Gerichtsmedizin eine große Rolle spielte. Was jedoch war davon wirklich realistisch? Und wie sah der Tod denn nun „in echt" aus?

Weil das ein Mysterium war, das ich ständig vor mir hergeschoben hatte, wagte ich einen Ausflug in die Pathologie. Der Arzt, der mich empfing, passte absolut in mein Bild von Pathologen. Goldkettchen und Goldringe überall, fröhlich lachend, kein Problem mit nichts habend, alles supi.

Ich ging in den Abschiedsraum, wo Frau H. aufgebahrt zwischen zwei Kerzen lag. Die Löckchen fein gekämmt, eine hübsche Decke deckte sie zu, die Hände waren gefaltet. Die Nase war etwas schief, wohl wegen der fehlenden Zähne und auch, weil das Kinn post mortem nach oben gebunden worden war, damit sie nicht mit offenem Mund in die Leichenstarre fiel. Dann hätte es nämlich eine ganze Weile gedauert, bis es möglich gewesen wäre, den Mund wieder zu schließen.

Sie sah irgendwas zwischen erleichtert und glücklich aus. Als ich mir das tote Neugeborene angeschaut hatte, hatte ich gefunden, dass es „leer" ausgesehen hatte. Vielleicht, weil der kleine Junge noch so jung und überhaupt noch nicht auf der Welt gewesen war. Frau H. sah nicht unbedingt leer aus. All das, was sie in ihrem Leben so erfahren hatte, und selbst die Erfüllung des Wunsches, endlich gehen zu dürfen, waren sichtbar. Ich denke nicht, dass das einfach so spurlos verschwinden konnte, bloß weil sie gestorben war.

Wenn sie die Augen aufgeschlagen und „Na? Auch wieder hier?" gefragt hätte, es hätte mich nicht gewundert.

Dann zeigte mir der Arzt noch die Pathologie und wir fuhren in den Keller. Und zwar mit einem Aufzug, den man noch von Hand bedienen musste. Gruselig war es schon etwas. Ich hoffte einfach darauf, dass mir nichts passieren würde. Wenn ich zu lange weggeblieben wäre, hätten meine Kollegen ja (hoffentlich) gewusst, wo ich war.

Hauptsache, sie suchten rechtzeitig nach mir, noch bevor ich in Formaldehyd eingelegt worden wäre.

Im Sezierraum sah es haargenau aus wie in einer Pathologen-Serie. Die Akustik war die gleiche, aber es lag gerade niemand zum Sezieren bereit. War wohl ein ruhiger Tag.

Dann gelangte ich zu der Tür, durch die man im Falle des Falles hineingerollt wurde. Eine alte Kellertür eben. Man wurde dort auf eine Waage gewuchtet und mit Daten wie Name, Vorname, Geburtsdatum, Todesdatum und Gewicht „inventarisiert". Die Schubfächer, wie ich sie aus dem Fernsehen kannte, waren allerdings nicht mehr in Gebrauch.

Als Leiche musste man heutzutage nicht mehr alleine herumliegen, sondern kam mit mehreren zusammen in einen Kühlraum. Als ich den betrat, war ich überrascht von dem Anblick dreier Fußpaare. Drei Leichen, der Arzt und ich standen hier also nett zusammen und plauderten. Also eigentlich plauderten nur der Arzt und ich.

Ein 51-jähriger frisch Verstorbener lag mit dem Aufkleber „Polizeileiche" abgedeckt auf einer Bahre. Er war aufs Gesicht gefallen und anschließend während der Operation gestorben. Stürze aufs Gesicht hatten oft keinen natürlichen Ursprung, und so, wie dieses Gesicht aussah, glaubte ich auch nicht an einen Stolperstein. In dem Mann steckten noch der Tubus und der Dauerkatheter. Man durfte an solchen Polizeileichen nichts verändern. Ethik hin oder her: Es sah so abstrakt aus, dass ich mir gar nicht vorstellen konnte, dass das Wirklichkeit gewesen sein sollte.

„Weiß seine Frau das schon? Wie hat sie das denn aufgenommen?", fragte ich den Arzt.

„Ich glaub, der hatte keine. Und wenn ich mir seine Füße so ansehe, glaub ich auch nicht, dass der 'nen festen Wohnsitz hatte."

Sprach's und führte mich wieder raus, die Leichen würden sonst zu warm werden. Ich fragte ihn, ob man Frau H. auch obduziert hätte.

„Nö, wieso? Da hätte der Sohn sein Einverständnis geben müssen. Und das hat er nicht." Der Pathologe erzählte mir, dass man Leute völlig unbemerkt umbringen konnte. Man musste nur eine große leere Spritze mit Luft aufziehen und die in den Zugang jagen. Das konnte es dann schon gewesen sein. Und Patienten mit Herzleiden musste man bloß etwas zu viel Kalium verpassen. Kein Pathologe hätte es herausgefunden.

Das beruhigte mich nicht unbedingt, sondern bestärkte mich noch mehr darin, im Alter nicht ins Krankenhaus zu gehen, und es niemandem zu sagen, falls ich ein Herzleiden entwickeln sollte.

„Wie schaffen Sie es, hier jeden Tag teils völlig allein unter Toten zu sein?", interessierte ich mich.

„Ach, wissense", begann der Arzt, und spielte versonnen an seinem Goldarmbändchen herum, „wenn ich abends nach Hause fahre, weiß ich nicht, ob ich hier Männlein oder Weiblein seziert habe."

Das glaubte ich ihm sofort und trat den Rückweg zu „meiner" Station an, nicht, dass er noch auf die Idee gekommen wäre, mich unverbindlich zu sezieren, wo ja gerade nichts los war. Auf dem Weg zum Ausgang der Pathologie fielen mir die vielen Bilder an der Wand auf. Es waren Fotos von Krebsgeschwüren oder was auch immer. Das, was man eben bei den unterschiedlichsten Obduktionen so gefunden und als unglaublich interessant empfunden hatte. Also im Kreißsaal hingen ja meist Fotos von niedlichen Babys. War schon ein Unterschied ...

Eine entscheidende Erkenntnis hatte ich während meiner Zeit in der Inneren erlangt: Ich wäre eine schlechte Krankenschwester und auch eine schlechte Ärztin. So sehr ich mich von den sterbenden Patienten distanzieren konnte oder auch von den anstrengenden Demenzkranken, ich hatte meine Grenze bei einem 44-jährigen Krebskranken erreicht. Er würde sterben. Schon bald. Und das zu sehen, war ganz furchtbar.

Herr M. war tagtäglich in dem Leben zu beobachten, das er gerne noch länger geführt hätte. Seine Frau besuchte ihn täglich, sie kuschelten in seinem Bett, er jammerte ihr nichts vor, sondern sie guckten zusammen Fernsehen, sie unterhielten sich, sie führten eine Ehe. Im Krankenhaus zwar. Aber sie führten eine Ehe. Und sie erinnerten mich an meine Eltern. Ich brauchte eine Weile, um festzustellen, dass genau das mich an diesem Mann so traurig machte. Dass ich es genau deshalb nicht schaffte, zumindest eine kleine Mauer um mich herum zu ziehen.

Herr M. und seine Frau hatten bis vor Kurzem niemals daran gedacht, wie spontan Endlichkeit sein konnte. Ihre gemeinsame Zeit, die sie noch hatten, war wie feiner Sand, der viel zu schnell durch die Sanduhr rann. Und das Schlimmste war: Die Sanduhr konnte nicht umgedreht werden. Einmal-Sanduhren waren entsetzlich. Vor allem dann, wenn man nicht akzeptieren wollte, dass es Einmal-Sanduhren waren. Man zerrte an ihnen herum, kriegte sie nicht vom Fleck, und in dieser Zeit war bereits viel, viel feiner kostbarer Sand nach wie vor viel zu schnell nach unten durchgelaufen.

In fünf Jahren hätten sie Silberhochzeit gefeiert. Ich hätte den Sand gern etwas verklumpt. Ich hätte ihnen gern eine Glückwunschkarte geschickt. Ich hätte gern eine Dankeskarte von ihnen gemeinsam bekommen. Aber so war das mit den Einmal-Sanduhren. Man scheiterte an ihnen. Ich ganz besonders.

Mir hat die Zeit auf der Inneren auch für mich persönlich einiges beigebracht. Dinge „einfach mal zu machen", ohne groß darüber nachzudenken, ob einem nach Würgen war oder nach auf der Stelle Umkippen. Ich habe einige Grenzen überschritten, von denen ich vorher nie wusste, dass ich das konnte. Gut, die Innere hatte vermutlich noch nie so hohen Verschleiß bezüglich Mund-Nasenschutz und Aromaölen zu verzeichnen. Aber ich hatte gelernt: Wenn mein Geruchsempfinden ausgeschaltet war, ging der Rest ganz von allein.

Einmal jedoch konnte mein Duftöl gegen eine sehr permanente Duftmarke nichts ausrichten und es wäre fast zu einer Gratis-Kastration gekommen.

Herr S., 93 Jahre alt, führte auf einem Toilettenstuhl ab. Aber wie! Ich wusste nicht, dass ein Mensch so viel auf einmal „eimern" kann, meine Güte noch eins. Und weil es so gestunken hat und die Dämpfe schon durch meinen Mund- und Nasenschutz kamen, auf den ich extra viel Rosmarinöl draufgetropft hatte, wollte ich den Eimer vor allen anderen „Aufräumarbeiten" aus dem Zimmer bringen und zog ihn nach hinten raus. Bis Herr S. aufquietschte. Er klemmte irgendwie, der Eimer. Und ich zog nochmals beherzt, der Gestank musste schließlich weg. Herr S. quietschte erneut. Diesmal etwas lauter. Und es klemmte schon wieder. Weil ich sein bestes Stück nämlich fast mit abgerissen hätte. Konnte der nicht was sagen?

„Sie brauchen auch Ihren Spaß, na Schwesterchen?", meinte Herr S. grinsend. Ja, den konnte man auf der Inneren wahrlich gebrauchen. Und mit 93 Jahren war so ein Körperteil ja auch nicht mehr großartig wichtig.

Der Kreißsaal

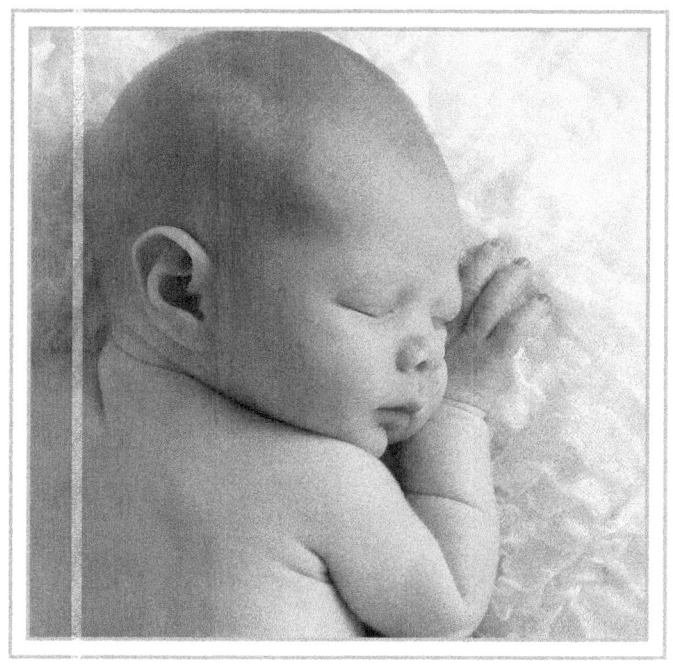

„Wenn man die Ausbildung zur Hebamme durchzieht, macht man währenddessen eine Wahnsinnsentwicklung der eigenen Persönlichkeit durch!", wurde mir schon von unterschiedlichsten Seiten gesagt. Das konnte ich nur bestätigen.

Ich konnte ein gewisses Maß an Abstumpfung an mir feststellen. Aktuell war es so, dass meine Tochter sich auf meinem Schoß in eine Schüssel erbrechen konnte, die ich in der einen Hand hielt, während ich mit der anderen Hand Fischstäbchen mit Kartoffelbrei aß. Ich musste mir dabei bloß immer vor Augen halten, dass meine Familie und Freunde weiterhin beim Essen nicht über Dammrisse, grünes Fruchtwasser, Mutterkuchen und Nabelschnüre sprechen wollten.

Das Praktische war aber, dass ich diese „Abart" mit anderen Menschen aus dem Kreißsaal teilen durfte, ganz ungehemmt. Man verstand mich. Denn auch die Ehemänner der Kreißsaalhebammen wollten zu Hause nicht über Dammrisse, grünes Fruchtwasser, Mutterkuchen und Nabelschnüre sprechen. Das konnten wir alles schön im Pausenraum ausleben.

Aller Anfang war schwer, und der im Kreißsaal war es erst recht. Ich war eben quasi noch ein nackter Wurm, der sich im Laufe der Ausbildung bewähren musste. So stellte ich bald fest, dass mein erster Kreißsaaleinsatz eine Art Feuertaufe für mich war. Es gab nämlich echte „Hebammenbesen", die einen mit ihrer bloßen Anwesenheit vernichten konnten.

Eva war ein beispielhaftes Exemplar dafür. Wo Eva langpolterte, wuchs nichts mehr. Körperlich wie verbal. Eva war knapp 60, hatte keine Kinder und war ... nun ja ... spezieller Natur, so möchte ich es vorsichtig umschreiben. Natürlich traute ich mir anfangs nicht zu, eine Geburt alleine zu begleiten. Größenwahnsinnig war ich ja nun auch nicht. Aber ein CTG anlegen konnte ich wohl.

Um aber von vorn zu beginnen: Der Dienst begann mit Karola, der Putzfee des Kreißsaals.

„Oh Gott, hätte ich gewusst, dass DU heute mit Eva Dienst hast, hätte ich irgendwie Deine Nummer rausgefunden, um Dich anzurufen, damit Du Dich krankmeldest ... Du arme Sau ..."

Ich glaube, Karola hatte insgeheim schon Angebote für Bestattungslilien eingeholt, denn sie rechnete fest mit meinem Ableben während des Dienstes – jedoch spätestens nach Dienstschluss.

Eine schwangere Frau kam zu uns in den Kreißsaal mit Verdacht auf vorzeitige Lösung des Mutterkuchens. Das wäre lebensbedrohlich gewesen für Kind und Mutter. Von daher war die Schwangere nicht wirklich stressbefreit bei der ganzen Geschichte. Ich legte ihr ein CTG an. Und dann – RUMMS – kam Eva ins Zimmer und dröhnte:

„NEE, NÄ? Wenn ich sehe, wie Du CTGs anlegst, wird mir schlecht! GANZ SCHLECHT WIRD MIR DA!"

Mir wurde dann auch schlecht, weil ich schon lange nicht mehr so angefahren worden war.

Die sowieso schon ängstliche Frau musste sich fragen, warum so eine Stümperin wie ich in so einer schlimmen Situation ein CTG bei ihr anlegen durfte. Entsprechend vorwurfsvoll war ihr Blick auf mich gerichtet. Eva schnaufte wie ein Stier, der ein rotes Tuch sah, aber irgendwie musste es ja weitergehen.

„Wenn ich es verkehrt gemacht habe, kannst Du mir ja FREUNDLICH zeigen, wie Du es machen würdest!", schlug ich unverbindlich vor. Nicht ohne den Gedanken daran, dass Karola hoffentlich ein gutes Bestattungslilienangebot bekommen hatte, denn der Bedarf daran würde sich binnen Sekunden eventuell entwickeln.

Das befürchtete offenbar auch die Schwangere, und ihr Blick war nicht mehr vorwurfsvoll, sondern mitfühlend.

Eva atmete einmal tief durch und konnte kaum fassen, was ich da von mir gegeben hatte. Sie meinte: „Naja, das sollte ja keine Schelte sein. Guck mal, so macht man das." Und richtete die CTG-Knöpfe haargenau so aus, wie ich es getan hatte.

Ulrike, eine Hebamme, die ähnlich haarsträubend dünnnervig ausgestattet war wie Eva, hatte leider auch Dienst an dem Tag. Sie brüllte mich an, die Schwangere endlich auf Station zu bringen, die sei schließlich schon lange genug im Kreißsaal gewesen. Aber gern.

„Meine Güte, Sie tun mir so leid", sagte die Frau, als wir um die Ecke waren. „Die sind so streng mit Ihnen!"

„Ach was, das kommt Ihnen nur so vor", beschwichtigte ich. Was hätte ich denn sagen sollen? Etwa „Stimmt, bitte nehmen Sie mich mit. Ich werde hier täglich geschlagen"?

Nach so einer Anmache traute man sich nämlich gar nichts mehr zu. Noch nicht mal die simple Vorstellung der eigenen Person. Wie z. B. „Guten Tag! Ich bin Hebammenschülerin Anna-Maria Held. Was kann ich für Sie tun? Was haben Sie für Beschwerden?", aus Angst, dass Eva gleich ums Eck springen und „FALSCH!" brüllen würde.

Zu Hause sagte ich meinem Mann: „Wenn ich morgen Abend nicht nach Hause komme, frag im Kreißsaal nach. Vielleicht hat Eva mich abgestochen, weil ihr schlecht geworden ist, als sie sah, wie ich ein Kind gewickelt habe."

Yvette 21

Yvette, 21, bekam ein Baby. Der Name war Programm. Vorweg muss ich sagen, dass die einfach gestrickten Frauen meistens sehr komplikationslose Geburten hinlegten, die hatten nämlich nichts, was sie im Kopf groß einschalten konnten. Von daher wurde jede Übergabe „In Zimmer 1 haben wir Frau W., etwas simpel gestrickt" mit einem Aufatmer bedacht, denn man wusste, das war in der Regel eine schnelle Geschichte.

Yvette hatte Mutter und Freund mit im Kreißsaal. Ihre Mutter berichtete in der aktiven Austreibungsphase haarklein von ihren drei eigenen Geburten. Yvette war schon am Ende ihrer Kräfte, heulte hysterisch und jaulte und wimmerte, so dass ich sie einmal gehörig ermahnen musste, sich etwas zu beruhigen und nicht völlig durchzudrehen.

Kaum hatte Yvette sich im Griff, erzählte die Mutter munter weiter. Der Freund von Yvette stand da wie ein Häufchen Elend, aber er hielt seinen Magen tapfer im Zaum.

Dann wurde das Köpfchen geboren, der restliche Körper brauchte noch eine Wehe. Die nicht so richtig kam.

Wir warteten drei, vier Minuten auf den Rest des Kindes. Ich hatte so eine Anspannung in mir, dass mir diese Minuten wie eine komplette Jahreszeit vorkamen.

Als das Kind dann endlich geboren wurde, musste ich heulen und kriegte mich gar nicht wieder ein. Vorher schön die große Klappe gehabt „Dreh mal nicht durch, Yvette!", und dann das. Superprofessionell.

Ich heulte die Mutter voll, ich heulte den Mutterkuchen voll, den ich noch auf Vollständigkeit untersuchen musste, ich heulte und heulte und heulte. Und heulte. Und heulte. Und als ich wieder ins Zimmer zurückkehrte, um die Neugeborenenuntersuchung zu machen, heulte ich immer noch. Eine Beruhigung war nicht in Sicht.

So nahm ich mir den kleinen Jungen und sagte: „Na, komm zur heulenden Tante!"

Meine Kollegin Anja fand mein Verhalten ungeheuer süß und authentisch. Sie meinte: „Mich werden sie bald vergessen haben, aber an die niedliche, heulende Hebammenschülerin werden die sich ewig erinnern."

Ja, das freute mich wirklich! Ich nahm mir vor, die nächsten Male ein energisches „HERZLICHEN GLÜCKWUNSCH" zu dröhnen – und den Kreißsaal schnell zu verlassen.

Wie lange kann das dauern?

Obwohl alle Geburten völlig anders waren, schon allein durch die unterschiedlichen Persönlichkeiten der Frauen, verliefen sie grundsätzlich einigermaßen ähnlich.

Die Frauen kamen zwar schnaufend, aber echt noch gut gelaunt in den Kreißsaal mit ihren Männern. Sie schauten einen voller Erwartung an und freuten sich einfach, dass alles noch einigermaßen gut auszuhalten war und dass es endlich gleich los ging. Dann irgendwann sahen sie sehr gestresst aus, und auf die Frage, ob sie etwas gegen die Schmerzen haben wollten, antworteten sie meist: „Nein, nein, das ist noch nicht nötig."

15 Minuten später schickten sie gewöhnlich ihre Männer raus und ließen ausrichten, sie hätten jetzt doch gern was. Vorbei die Freude, vorbei die Erwartung.

Jetzt kamen Fragen wie: „Wie lange kann das dauern?" (und wir sagten: „Keine Ahnung. Kommt drauf an, wie es vorangeht.") Oder: „Wie weh wird's noch tun?" (und wir sagten: „Keine Ahnung, kommt drauf an, wie es vorangeht.")

Dann wurde geatmet (hab ich schon gesagt, dass ich Master of Atmen war?), angefeuert und auf die Feststellung: „Ich kann nicht mehr!" mit „Ach klar, los, noch mal kräftig und wütend! Noch mal! Schieb, schieb, schieb!" reagiert.

Und dann war das Kind da, eine unglaubliche Freude war zu sehen, zu spüren und zu hören. Eine unglaubliche Erleichterung und das tröstliche Bild einer glücklichen Mutter, die ihr Neugeborenes dankbar in ihre Arme schloss.

Bei dem Anblick machte sich jeder „auf der anderen Seite" seine eigenen Gedanken. Die, die schon Kinder hatten, erinnerten sich daran, wie es damals gewesen war. Die, die keine hatten, fragten sich, wie es wohl gewesen wäre, wenn. Und die, die schon mal ein Kind verloren hatten, freuten sich entweder für die Mutter, dass sie mehr Glück hatte, oder aber sie versuchten, sich den Schmerz in ihrem Herzen nicht anmerken zu lassen.

Nach solchen Diensten fuhr ich nach Hause, umarmte meine Familie glücklich und war einfach nur froh, dass wir einander hatten. Dann wusste ich, ich war ein glücklicher, gesegneter Mensch.

Kaiserschneiderei

Jeder Dienst war anders. Man wusste nie, was einen erwartete, es sei denn, es stand ein geplanter Kaiserschnitt auf dem Plan.

So eine Geburt war eher handwerklicher Natur. Alle Beteiligten standen verkleidet in OP-Kleidung auf ihren Plätzen, ratzratzratz wurde der Bauch geöffnet und das Kind rausgewuchtet (teils mit Zange „herausgestemmt", wenn es eine entsprechende Größe hatte). Dann wurde das Kind an die Hebamme gegeben, die mit einem weichen Handtuch bereitstand, und anschließend ging es mit Kind, Hebamme und Anästhesist zur Kinder-Rea-Einheit. Das war ein angewärmtes Bett mit allen möglichen Gerätschaften für den Notfall.

Dort wurde das Kind dann (meist überflüssigerweise) abgesaugt, damit die Atemwege von Fruchtwasser befreit werden konnten. Anschließend wurde es beguckt, untersucht und dann den Eltern gezeigt, die ja bis dahin außer einem grünen OP-Tuch vorm Gesicht nichts sehen konnten.

Die Mutter wurde zugenäht, der Vater derweil aus dem OP herausgeführt und ihm das Kind auf die Brust gelegt, denn die Mutter konnte ja gerade nicht. Fertig. Eine recht überschaubare Sache.

Also ich weiß noch, wie ich während der Geburt meiner Tochter um einen Kaiserschnitt GEBETTELT hatte. Aber nun, wo ich das alles immer und immer wieder sah, war ich froh, dass ich meine Kinder „selbst" zur Welt gebracht hatte.

So ein Kaiserschnitt war ein Segen für die Kinder und Mütter, bei denen es einfach um Leben und Tod ging. Aber aus Angst vor Schmerzen und „Ausleierung", also wegen des vermeintlichen sexuellen Spaßfaktors oder gar weil der Termin gerade so praktisch passte, sich einen Kaiserschnitt zu wünschen (und ihn dann auch noch zu bekommen), das war wenig begrüßenswert. Ein Kaiserschnitt war nach wie vor eine der größten Bauch-OPs.

„Sei mal kurz leise, das Kind kommt"

Eines Tages kam eine Russin. Sie erwartete das vierte Kind. So eine Geburt ging meist rasant. Je öfter ein Geburtsweg beschritten worden war, desto durchgängiger war er zur Geburt dann auch wieder.

Diese Frau jedenfalls hatte vorher mit ihrem Mann in der Kirche gesessen und sich überlegt, ob sie vielleicht einfach noch den Gottesdienst zu Ende erleben wollten, denn der sei so schön gewesen. Aber danach hatten sie sich auf den Weg in den Kreißsaal gemacht.

So kamen sie an, und die Frau hatte schon einen Muttermundsbefund von acht Zentimetern. Sie war die Ruhe selbst.

Einzig ihre zitternden Beine, ihre roten Bäckchen und der Untersuchungsbefund zeigten an, dass die Geburt unmittelbar bevorstand.

„Guck Dir das mal an hier", sagte sie ganz verzaubert. „Heute sind zwei Hebammen hier. Und der Raum ist so schön gestrichen. Hoffentlich machen unsere drei Rabauken keinen Unsinn", kicherte sie.

SIE KICHERTE! Normale Menschen kicherten bei fünf Zentimeter schon nicht mehr. Der Mann fand auch alles prima, und mitten in der Unterhaltung sagte sie nur einmal kurz:

„Sei mal still. Ich glaube, der Kopf kommt." (Also andere sagen in dem Stadium nichts mehr, sie schreien: „ICH KANN DAS NICHT! ICH WILL DAS NICHT! ICH KANN NICHT MEHR! OH GOTT!")

Wir forderten sie auf, einmal mitzudrücken. Ohne einen Mucks tat sie das und ihre Tochter wurde geboren.

„Guck mal, das ging aber schnell, noch schneller als bei den anderen!", sagte die Frau in genau derselben ruhigen Stimmlage wie vorher. Nur für die Geburt ihrer Tochter hatte sie ihre liebevolle Unterhaltung mit ihrem Mann unterbrochen.

Eine Stunde später stand sie auf, ging aufs Klo und wickelte ihr Kind. Ich hätte mich nicht gewundert, wenn sie den Kreißsaal noch kurz durchgefeudelt und ihr Bett selbst auf die Station geschoben hätte.

Mutterliebe auf den zweiten Blick

Eine primäre Sectio stand an. Frau R. erwartete ihren ersten Sohn, den sie auf keinen Fall auf natürlichem Wege entbinden wollte. Sie wusste auch noch gar nicht so recht, was sie mit ihm anfangen sollte, wenn er erst mal da war.

Frau R. war also ziemlich aufgeregt. Ich auch. Ich durfte nämlich zum ersten Mal im OP das Kind entgegennehmen und zur Rea-Einheit tragen und anschließend der Mutter wieder zeigen. Ich meine, viel falsch machen konnte man da nicht. Außer das Kind vielleicht fallen zu lassen.

Während der Eröffnung des Bauches erzählte die Frau alles Mögliche. Gott sei Dank trugen wir Mundschutz, sonst hätte sie gesehen, wie sehr wir lachen mussten. Thema war, dass sie nach der OP bitte gleich was essen wollen würde, aber bitte keinen Zwieback, damit hätte man sie nämlich bei der letzten OP auch schon verarschen wollen. Sie wisse, wie der Hase liefe. Und außerdem fände sie es toll, dass Brad Pitt und Angelina Jolie so ein tolles Paar seien. Aha.

Nebenbei wurde dann das Kind aus seiner „Behausung" geholt. Der Junge hatte den hübschesten Kopf, den ich je gesehen habe. Und überhaupt war der total süß.

Unterwegs zur Rea-Einheit sagte ich: „Och, Dich nehme ich mit!", worauf der Anästhesist meinte, dass er bei mir wohl auch besser aufgehoben wäre als bei der Frau.

Als ich ihn zurückgetragen hatte, fragte ich Frau R., die nun auf dem OP-Tisch wieder zusammengenäht wurde:

„Und? Wie finden Sie ihn?"

„Tja, ich weiß noch nicht so. Ein bisschen knautschig und schlitzäugig ... Hm ... Nehmense den einfach erstmal wieder mit raus."

Lotte meinte, dass das Kind bestimmt deshalb so niedlich geworden war, damit seine Mutter es mochte. Das glaubte ich auch. Er hatte sogar GRÜBCHEN! Süß! Frau R. freundete sich Gott sei Dank sehr schnell mit dem Kind an und fand es „nun doch nicht mehr ganz so schlimm", wie sie gedacht hatte.

Dieser Junge war übrigens das 95. Neugeborene, das ich in meiner Ausbildung in der U1 untersucht hatte. Zur Examenszulassung brauchte man 100. Also wenn es danach ginge, war das Ziel schon zum Greifen nahe. Leider ging es nicht nur danach.

Der Reihe nach

Kurz darauf kam Frau A. mit behaartem Bauch und schmutzigen Fingernägeln zum Kontroll-CTG und zur vaginalen Untersuchung. Lotte ließ mich allein auf die Frau los und meinte, wenn ich mir nicht sicher wäre oder keinen Befund erheben könne, würde sie auch noch mal untersuchen.

Den Befund erhob ich erfolgreich (fast ohne Würgen), und ich glaube, Lotte war froh, dass das so war, denn das Bad, in dem die Frau und ich uns gerade mal fünf Minuten befanden, stank nach der Untersuchung bestialisch. Ich konnte es nicht verstehen, wie einige Menschen sich offenbar ganz bewusst selbst gegen ein Mindestmaß an Körperhygiene entscheiden konnten.

Die Nächste war Frau O. Sie erwartete ihre zweite Tochter. Der Gebärmutterhals war verstrichen und der Muttermund gut zwei Zentimeter offen, der Kopf war jedoch noch sehr hoch im Becken. Deshalb „turnte" ich mit der Frau auf dem Gymnastikball herum, damit sich das Köpfchen senken würde.

Das sah dann so aus, dass Frau O. auf dem Ball saß und herumkreiste, sich während einer Wehe an mir festhielt und diese geräuschvoll und bedenklich nahe an meinem Ohr veratmete.

Und weil ihr der Ball so gut gefiel, stellte ich ihr unseren Geburtshocker vor, auf dem sie dann letztendlich in rasanter Schnelligkeit ihre Tochter bekam. Aufrecht, die Schwerkraft ausnutzend ... Wie herrlich war das.

Wie man es vermied, bei jeder Geburt zu heulen, wusste ich da leider immer noch nicht ... Aber wenn's doch so schön war!

Frau Z., 25 Jahre alt und mit ihrem dritten Kind schwanger, wollte gern eine primäre Sectio haben, weil sie dann nämlich die Sterilisation gratis bekam und sie keine Lust auf die Geburtsschmerzen hatte. Aber bei unter 30-Jährigen war das immer eine fragwürdige Geschichte, weil man einfach nicht wissen konnte, was noch so im Leben passieren würde und auf welche Ideen die Frau in der Zukunft noch so käme.

Lotte nahm deshalb eine abschreckende und furchteinflößende Aufklärung vor, nämlich, dass man nach einer Sectio einen Tag nicht aufstehen konnte und man eine Woche lang Schmerzen hatte. Eine Sterilisation des Mannes wäre außerdem um Klassen einfacher durchzuführen und auch gar nicht so teuer.

Dr. Ü., unser türkischer Oberarzt, meinte, dass Muslime (und Frau Z. und ihr Mann waren solche) das nicht verstanden. Die Männer dachten, denen würde ALLES abgetrennt. Lotte fand, das könnte ich doch machen. So wie bei Herrn S. auf der Inneren, dem ich aus Versehen die Genitalien im Toilettenstuhl eingeklemmt und fast abgerissen hatte. Das wäre sogar noch kostengünstiger. Aber aufwändiger zu putzen.

Muslimische Frauen und der feste Griff

Ich hatte mittlerweile die 97. U1 gemacht. Leider entwickelte ich „Hals". Es sollte noch eine Weile dauern, bis das wieder in Ordnung war. Aber nach so einer Fast-Enthauptung ...

Frau D., türkischer Herkunft, wollte ihr zweites Kind bei uns bekommen. Das erste Kind war per sekundärer Sectio entbunden worden. Nun wollte sie dieses Mal unbedingt natürlich gebären, ein frommer Vorsatz, und Gott sei Dank kam alles so, dass das auch möglich war.

Ihre Mutter und ihre Tante waren dabei, ihr Mann kurzzeitig auch, aber der musste und wollte das Zimmer dann verlassen. Muslimische Männermägen sind nicht die robustesten.

Als Frau D. die erste schmerzhafte Wehe bekam und ein leises Stöhnen nicht unterdrücken konnte, verdrehte ihre knapp einen Meter fünfzig große Mutter nur verächtlich die Augen.

„Wie viele Kinder haben Sie bekommen?", fragte ich sie interessiert.

„Vier Stuck, alle mit Kaisäschnitt."

Wie viel Verständnis konnte man da erwarten?

Als Lotte Frau D. fragte, was für ein Schmerzmittel sie haben wollte, musste Frau D. eine weitere Wehe veratmen, die dauerte etwas länger und ließ ihr keine Möglichkeit zum Antworten. Wir kannten das ja und warteten geduldig. Die Mutter dachte sich aber, dass ihre Tochter durchaus eine andere Erziehung genossen hatte und herrschte sie mit einem energischen „MERIVE!" an. Da schwang viel „MERIVE! Antworte SOFORT, wenn man Dich was fragt!" mit.

Gut, dass die Mutter ihr keinen Klaps auf den Hintern verpasste. Gewundert hätte mich das nicht.

Dann kam noch die Tante dazu, die allerhand „gute Tipps" parat hatte. Dass Frau D. das alles ziemlich selbstbestimmt handhaben durfte, begriff sie erst, als Lotte ihr das im Bad, wo die zwei allein waren, deutlich sagte. Mutter und Tante wollten Frau D. sogar auf die Toilette begleiten. Na, das wäre was für mich gewesen ... Lotte hatte aber das richtige Händchen, um so etwas zu verhindern.

Als Frau D.s Fruchtblase während eines kleinen Spaziergangs platzte, kam sie wieder in den Kreißsaal und die Wehen wurden heftiger. Und weil Frau D. damit etwas überfordert war, erbrach sie sich in die Schublade des CTG-Gerätes. Tante und Mutter hatten zwar weiterhin gute Ratschläge parat, aber atmen wollte mit ihr dann keiner mehr. Und da ich ja der große Meister-Atmer war, habe ich dann mit ihr geatmet.

Dann kam Frau D.s Ehemann dazu, setzte sich daneben und war ein einziges nervliches Wrack. „Mann, warte draußen!", herrschte Frau D. ihn an. Dem leistete er nur zu gern – und würgend – Folge.

Frau D. war für eine Türkin ungeheuer tapfer. Ich hatte mal gehört, dass sich die Zahl der Geschenke nach der Intensität des Wehgeschreis richtete. Es war also klar, dass natürlich auch Frau D. irgendwann anfing zu schreien, aber wenigstens die Fensterscheiben blieben ganz.

„ICH WILL NE PDA!", rief sie irgendwann.

„NEIN! Das willst Du nicht!", riefen Tante und Mutter.

„Wenn sie eine PDA will, kriegt sie natürlich eine, wenn der Befund entsprechend ist!", meinte ich.

„Nein!", sagte die Tante. „Das sagt sie nur, weil sie Schmerzen und Angst hat!"

„Wenn man weder Schmerzen noch Angst hat, will man auch keine. SIE allein muss das durchmachen. Deswegen entscheidet auch SIE allein das!", war meine Antwort.

Aber da sie schon einen Muttermundsbefund von acht Zentimetern hatte, erübrigte sich die Diskussion. Denn bevor die PDA zu wirken begonnen hätte, wäre das Kind längst da gewesen.

Dann setzten die Presswehen ein. Frau D. hatte zuerst meine Hand im Würgegriff, in Windeseile griff sie danach auch noch nach meinem Hals und nahm mich in den Schwitzkasten. So schnell konnte ich gar nicht gucken.

„HELFEN SIE MIR!", schrie sie mir ins Ohr, ohne mich loszulassen.

„Ja, okay", röchelte ich.

Man muss sich das so vorstellen: Da stand ich also – Po rausgestreckt, meine linke Hand hielt den Cardioknopf am Bauch von Frau D. und zwischen Frau D.s Kopf und meinem Arm versuchte ich, aufs CTG-Gerät zu gucken. Dann kam eine weitere Wehe und Frau D. drückte noch mehr zu, so dass mein Hals leicht knackte.

Ich wand mich irgendwie aus diesem Würgegriff heraus. Das Kind kam, der Vater betrat den Raum, sagte „Ey, haste geschafft – äh? Siehst auch schon viel dünner aus! Hundert pro Mann!" und flüchtete erneut würgend aus dem Zimmer, als Lotte ihn fragte, ob er die Nabelschnur durchschneiden wollte.

Geburt und drumherum

Dann kam Frau S. an die Reihe. Sie war Araberin und ihr ebenfalls arabischer Mann Koch in unserem italienischen Lieblingsrestaurant.

Die Chemie stimmte sofort zwischen uns. Als sie zu uns in den Kreißsaal kam, sagte ich ihr, dass ich gerne unbedingt das Rezept von den Scampi al forno hätte. Sie veratmete eine Wehe und versicherte mir, sie würde sich drum kümmern. Sie hätte mir in der Situation vermutlich alles versprochen.

„Wo ist denn Ihr Mann? Sollen wir den anrufen, dass er kommt?", wollte ich wissen.

„Nein, der hat keine Zeit. Der ist mit seiner Mutter in der Stadt!", antwortete sie.

Oh, mit Mutti in der Stadt, na dann KONNTE man natürlich nicht zur Geburt des eigenen Kindes kommen. Aber sie meinte, sie habe ihre drei anderen Kinder auch ohne ihn bekommen und so sei es ihr lieber. Sie würde das gern mit mir machen wollen.

Ich durfte also mit Lotte das Kind „entwickeln". Meine Hände auf Lottes fingen wir das Kind quasi auf, mit so einer Wucht kam das. Es hustete einmal kurz, meckerte und dann guckte es sich um wie ein Disney-Bambi im Wald mit einem fragenden „Huch-Gesicht".

Anschließend kam der Vater, den ich, bevor er einen Blick aufs Baby werfen konnte, auf dem Flur auf das Rezept ansprach. Und nun hatte ich das Rezept, Deal war schließlich Deal.

Bald kam Frau R. zu uns. Sie war in der 33. Schwangerschaftswoche und hatte Blutungen. Sie blieb zur Beobachtung. Eva übergab sie uns. Wir erinnern uns: Die Hebamme, bei der man Wind von vorn bekam.

Frau R. wollte eigentlich gern in dem Krankenhaus entbinden, in dem ich meine Kinder bekommen hatte. Doch Eva sagte zu mir: „Und wenn du es wagst, der Frau zu sagen, wie toll es dort ist, trete ich dir die Schienbeine durch! Ich warne dich! Wehe!"

„Ich verspreche dir alles, was du willst, Eva!", sagte ich aus Angst um meine nicht ganz hässlichen Schienbeine. „Wenn sie mich fragt, wo ich meine Kinder bekommen habe, werde ich sagen ‚Allein. Unter einer Brücke. Das war aber megascheiße und kann ich Ihnen nicht empfehlen. Hier zu entbinden ist die einzige Alternative!'"

Ich wandte mich an Lotte: „Die Frau muss hier entbinden ..."

Lotte: „Stimmt. Sonst bist du tot."

Ich stellte mir schon vor, zu Frau R. zu sagen: „Wenn Sie auch nur einen Hauch Sympathie für mich empfinden und ein Ableben meinerseits auch nur einen Deut schade fänden, dann bitte, bitte entbinden Sie hier, weil ich sonst nämlich umgebracht werde ... Eva findet alles heraus, ALLES!"

Frau R. entband leider nicht bei uns. Trotzdem mussten weder ich noch meine Schienbeine sterben.

Ich finde, ich bin durch meine Ausbildung zur Hebamme nicht mehr ganz so verklemmt wie früher. Aber folgende Situation machte mich doch sprachlos.

Frau L. und ihr Mann kamen in den Kreißsaal. Ich klärte Frau L. über die anstehende, von mir durchzuführende vaginale Untersuchung auf. Ihr Mann stand ihr offensichtlich mehr als nahe, und so sagte ich, dass sie entscheiden solle, ob sie ihren Mann dabeihaben wolle oder nicht.

„Los, mach das ruhig mal mit!", meinte sie.

Es war das letzte Mal, dass ich so ein Angebot gemacht hatte!

Die Untersuchung erwies sich als sehr mühsam, weil der Muttermund Richtung Rücken lag, ich aber seine Länge abschätzen musste. Das war natürlich recht unangenehm für die Frau, jedoch unumgänglich.

„Der Muttermund liegt bestimmt in der Nähe vom G-Punkt, oder?", fragte mich der Mann. „Ich muss den nämlich auch (!) immer sehr suchen, das dauert oft ewig! Ist immer ein ziemliches Gewühle!"

Der Frau war das ziemlich peinlich. Ich schämte mich fremd. Dann sammelte ich mich kurz, bevor ich meinen Untersuchungsbefund präsentieren konnte.

Frau S., eine weitere Gebärende, kam mit Blasensprung. Und da dem Oberarzt wohl nach einem morgendlichen Kaiserschnittchen war, fackelte er leider nicht lange und ließ die OP-Crew antanzen.

Frau S. vertrug aber das Anti-Wehenmittel nicht und kollabierte leicht, so dass sofort eine Vollnarkose gelegt wurde. (Einer Intervention folgt eben schnell die nächste ...)

Sie erwartete ein Mädchen. „Todsicher!" Sie sollte Viktoria heißen. Aber nun war es ein Paul geworden ...

Das musste man sich echt mal vorstellen: Man war schwanger, kam in den Kreißsaal, weil vor Termin die Blase platzte, auf einmal hieß es „Kaiserschnitt – sofort!", man kriegte eine Vollnarkose, wachte auf, wollte seine Viktoria begrüßen – und hatte einen Paul auf dem Arm.

Die Bilanz eines besonderen Dienstes sah so aus: Biss in den rechten Daumen, Kneifspuren in Schultern und linkem Unterarm, blauer Fleck am rechten Unterarm, Würgemale am linken Oberarm.

Frau S. hatte ihre Tochter Klara bekommen. Die einen ziehen während der Geburt offenbar in den Krieg wie Frau S. und andere – kriegen einfach ihr Kind.

Dr. Ü. meinte, als ich ihm meine „hart erarbeiteten" Kriegsmale zeigte, dass Hebamme Sabina bereits einmal fast eine ihrer Brustwarzen hatte einbüßen müssen, weil sie ihr halb abgebissen worden war.

Meine Güte … hatte ich ein Glück! Denn während der Geburt hatte Frau S. zur Schmerzerleichterung ihr Gesicht auch in meine für sie anscheinend mütterlich tröstend anmutende Brust gedrückt. Ich dachte dann über Stahleinlagen für den BH nach. Man konnte ja nie wissen …

Frau S. jedenfalls war der absolute Hammer. Sie war Lehrerin und ihr Mann Professor der Laser-Physik. Dafür ging die Geburt erstaunlich komplikationslos vonstatten, denn da gab's echt viel Kopf zum Einschalten. Aber der war wohl mehr auf Stand-by.

Unser Assistenzarzt Waldemar, der Morgenmuffelige, legte Frau S. erstmal eine Braunüle, ohne ihr überhaupt irgendwas zu erklären. Er hätte auch Hausmeister im Arztkittel sein können, es hätte niemand erfahren, er sagte ja leider nie was! Ich meine, einem Kettenraucher mit Arterienverschluss sagte man vor der OP doch auch, dass man ihm ein Bein abnehmen wolle, und überraschte ihn nicht mit dem Abenteuer „Selbsterleben" nach Abklingen der Vollnarkose – oder sah ich das falsch?

Ich glaube, Frau S. hatte ein wenig Angst vor Waldemar, dem Schrecklichen. Sie schaute ihn jedenfalls die ganze Zeit über fragend und leicht ängstlich an. Aber Waldemar, der Unsensible, bzw. Waldemar, der Müde, hatte wenig Lust, sich in Telepathie oder gar Empathie zu engagieren. Waldemar, der Motivationslose, bzw. Waldemar, der Schweigsame, schlurfte anschließend von dannen …

Frau S. hatte beim ersten Kind eine PDA gehabt und war davon nicht so angetan gewesen. Dieses Mal sollte nun alles anders werden und so saß ich volle vier Stunden bei ihr und kreiste mit ihr auf dem Ball herum, auf dem ihr irgendwann, weil der Muttermund von jetzt auf gleich vier Zentimeter weiter aufging, sehr übel wurde. Ich konnte ihr gerade noch den Sic-Sac (toller Name für eine Kotztüte, oder?) vors Gesicht halten. Und obwohl der eigentlich ganz gut „abschließt", schaffte sie es, mir auch noch eine gehörige Ladung entgegenzubringen. In Haare und Gesicht.

Großer Gott, ich wusste bis dato nicht, was ich alles in der Lage war zu ertragen, ohne sofort tot zusammenzubrechen.

Der Frau war das unendlich peinlich, sie entschuldigte sich, würgte, erbrach sich, entschuldigte sich, würgte, erbrach sich, und so weiter und so fort ... und dann ging es ihr wieder besser.

Als ich sie zur Toilette bringen wollte, war ihr bereits alles egal.

„Ach, ich pinkel zur Not auch in 'ne Schale", meinte sie.

Aber so weit musste es nicht kommen. Als ihr Mann ein paar Minuten später meinte, er müsse auch mal, sagte sie:

„Auf gar keinen Fall! Du bleibst hier!"

Die Geburt zog sich noch weitere zwei Stunden hin, das war schon vorauszusehen gewesen. Der Mann wollte jedoch in keine Schale pinkeln. Dem war nicht so viel egal. Der hatte auch nicht so viele Schmerzen.

In einer Wehenpause konnte ich Frau S. davon überzeugen, dass ihr Mann sicherlich gleich wiederkäme.

Dann lag sie auf dem Bett, krallte sich bei mir mal in den einen Arm, mal in den anderen, mal in die eine Schulter und mal in die andere. Meinen Kopf hielt ich weit genug weg. Die Fast-Enthauptung durch Frau D. hatte ich nicht vergessen, und mein Hals hatte da jetzt noch was von. Aber Frau S. hatte meine rechte Hand im „Würgegriff" und biss mir auf einmal in den Daumen!

Ihr Mann und ich guckten gebannt auf dieses doch eher ungewöhnliche Szenario, wir wollten natürlich wissen, wie es ausgehen würde. Denn aktiv machen konnte man nichts, Frau S. war auf keinen Fall dazu zu bewegen, von meinem Daumen abzulassen. Naja, aber sie war ja Privatpatientin, da wollten wir mal nicht so sein.

Dr. Ü. schaute zwischendurch mal in Gummistiefeln herein, für ihn stand nämlich eine Sectio an. Frau S. fand, er sähe nicht aus wie ein Kreißsaalarzt, sondern eher wie ein Schlachter. Oder Landwirt. Ich hatte ihn mal gefragt, warum er immer Gummistiefel anziehe.

„Ich ekel mich immer so!", meinte er. „Ich kann das nicht haben. Einmal ist mir Fruchtwasser über meine Schuhe gelaufen, meine Socken musste ich wegschmeißen, weil das so eklig war! Und seitdem: lieber Gummistiefel!"

Stephen King hatte Angst im Dunkeln, warum sollte ein Gynäkologe sich dann nicht krankhaft vor Fruchtwasser ekeln dürfen?

In der Schule

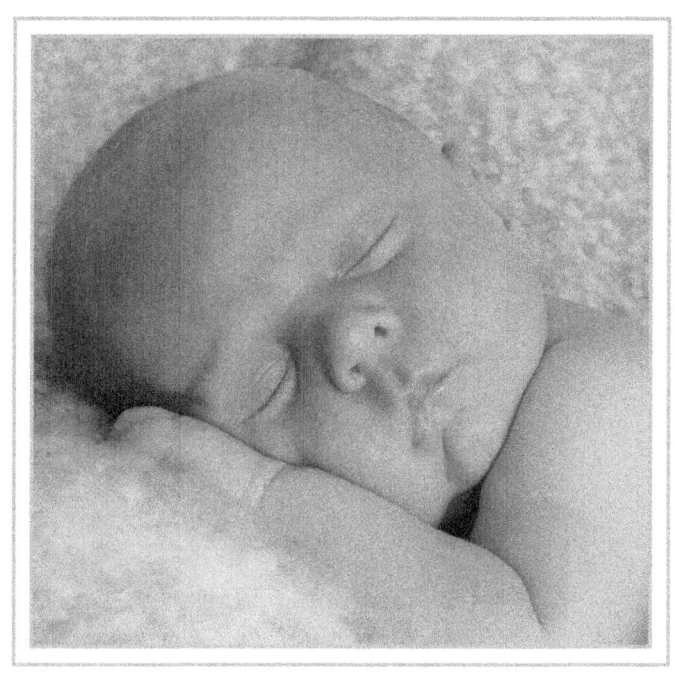

Veronika, der olle Gesichtsfaltenrock, und ich hassten uns weiterhin. Wir waren mittlerweile wie zwei Magnete, leider zeigten wir mit dem gleichen Pol zueinander. Ich kann nicht genau sagen, warum das so war. Wären wir Katzen gewesen, hätten wir die gemeinsame Zeit im Klassenraum nur mit senkrecht gesträubtem Fell, hinten anliegenden Ohren, Megabuckel und lautem Gefauche verbracht.

Und dazu kam noch Wiebke, die sich von „Ich bin euer kleiner tollpatschiger liebenswürdiger Liebling" zu „Ich bin die Apokalypse des menschlichen Zusammenlebens" entwickelte. Ich hätte sie zwischendurch gern kräftig durchgeschüttelt und gefragt, ob sie noch was merke.

„Weißt du eigentlich, dass die und die das und das über dich gesagt hat? Das weißt du aber nicht von mir! Da möchte ich nicht mit reingezogen werden!"

Wegen solcher Indiskretionen gab's immer mal wieder Krieg. Und ich fragte mich beständig, ob denn alle irgendwie vergessen hatten, wofür sie eigentlich da waren! Für den Unterricht offensichtlich nicht. Echt, es gab so einige sehr undisziplinierte, unverschämte und unmögliche ... Scheißgören ... in unserer Klasse.

„Laaaaaaangweilig! Ich will in mein Bett", wurde der Unterricht häufiger mal kommentiert. Meine Güte, war das peinlich.

Unsere Lehrerin in Krankenpflege, Valerie, war manchmal etwas zerstreut. Ach, eigentlich immer, ehrlich gesagt. Herzensgut, aber eben leider zerstreut. Ich mochte sie. Auch, wenn wir „schon" nach drei Doppelstunden gelernt hatten, wie man Blutdruck misst. Und auch wenn sie anschließend sagte: „Mädels, mein Fehler. Zuerst wird der diastolische Wert abgelesen, nicht der systolische. Wobei ... ach, ich bin jetzt auch echt durcheinander. Ich lese es noch mal nach und dann behandeln wir das in der nächsten Woche."

Sie gab drei Jahre lang die ersten beiden Doppelstunden an jedem Montagmorgen bei uns. Wir hatten nämlich nicht nur Blockunterricht, sondern einmal pro Woche auch noch so regulär Schule. Eben jeden Montagmorgen. Was für ein Geschenk. Die Hälfte des Kurses war nie da.

Ich fand auch, dass man nicht permanent rumheulte, dass man „endlich" was „Relevantes" über Geburtshilfe lernen wollte, und dass man dann, wenn es besprochen wurde, nicht aufpasste. Kriegte man dann nämlich ZUFÄLLIG ein interessantes Wort mit, wurde hektisch nachgefragt „Ey, WAS war das jetzt noch mal gerade? Sagen Sie das und das noch mal. Oder geben Sie mir am besten mal Ihr Handout. Aber nur das, was wichtig ist."

Schon bald stand eine Klassenfahrt nach Ungarn an. Meine Güte, wie ich mich darauf freute! Gar nicht nämlich.

Henrike sah das anders: „Das wird bestimmt TOTAL lustig."

Ja. Bestimmt. Die Aussicht, mir mit 20 anderen das Klo teilen zu müssen, begeisterte mich bereits jetzt nachhaltig. Und auch die Gewissheit, täglich aufs Neue das Mittagessen bekaspern zu müssen. Denn natürlich hatten wir sowohl Vegetarier bei uns als auch solche, die sich nur von Tiefkühlpizza, Dosenravioli und der 5-Minuten-Mikrowellensuppe ernährten. DAS würde ein Mordsspaß werden, auf den ich mich bereits jetzt freute.

Henrike sagte im selben Atemzug: „Ich bin mir sicher, wir werden uns bestimmt ganz gehörig streiten auf der Klassenfahrt. Überleg doch mal. 20 Mädels auf einem Haufen, das kann doch nicht gutgehen. Da gibt's die Harmoniebedürftigen wie Manuela, die gehen jedem Streit aus dem Weg. DAS regt mich allein ja schon auf. Ich finde, so ein bisschen Streit muss doch sein!"

Ja. Unbedingt.

„Und ich bin mir sicher, dass ich an den Streits maßgeblich beteiligt sein werde", fügte Henrike noch hinzu.

Ich war mir sicher, dass das so richtig toll werden würde. Um es vorweg zu nehmen: Auf der Klassenfahrt in Ungarn wurde reichlich gesoffen, viel gestritten, heimlich gekifft und – weil's ja eine Studienfahrt war – ein Standard für eine Geburt in einem hebammengeleiteten Kreißsaal erstellt. Und nebenbei entschied eine Mitschülerin, die vorher dreimal täglich Fleisch konsumieren MUSSTE, weil sie Angst davor hatte, anämisch zu werden, von heute auf morgen Veganerin zu werden. Sie war sich sicher, echt was verpasst zu haben, wenn sie diese Erfahrung nicht machen würde.

Stellungswechsel im Kreißsaal

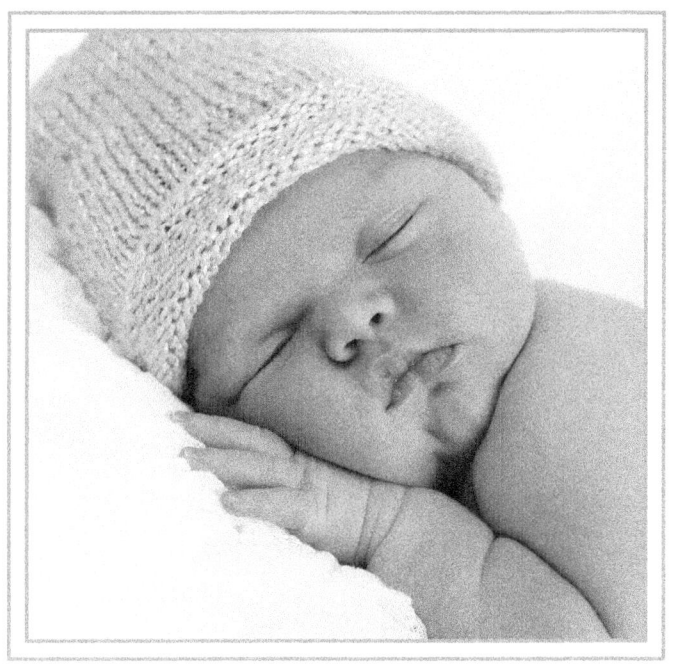

Die Sache mit dem CTG

Ein spannender neuer Einsatz hatte begonnen. Nicht nur, weil ich einen neuen Kreißsaal kennenlernte, der sich mitten in einem sozialen Brennpunkt befand, sondern weil ich diesen Einsatz zu einem bedauerlicherweise nicht gerade kleinen Teil mit Veronika verbringen musste.

Gott sei Dank hatte sie schon Feierabend, als sich der folgende Vorfall ereignete. Die Schmach wäre für mich unüberlebbar gewesen. Ich hätte direkt eine neue Identität annehmen können. MÜSSEN!

Es war nämlich so, dass eine Schwangere mit Verdacht auf Schwangerschaftsvergiftung zur CTG-Kontrolle kam. Die CTGs liefen hier etwa eine halbe Stunde. Wenn sie „nicht so schön" waren, auch länger. Ich war ja neu, daher arbeitete ich lieber noch nicht so selbstständig wie in meinem Lieblingskreißsaal, denn hier gab's andere Aufgabenverteilungen und andere Vorgehensweisen, die musste ich erst noch genau kennenlernen.

Siegrid, die Kreißsaalleitung, sagte mir, dass ich ihr bei passendem CTG Bescheid geben und die Frau dann zu einer weiteren Untersuchung mitnehmen könne.

Nach etwa einer dreiviertel Stunde – und einem wirklich schönen CTG – ging ich zu Siegrid und verkündete ihr, genau das jetzt auch zu tun. Recht gestresst sagte sie mir, sie müsse jetzt erstmal mit ihrer Kollegin Lore ganz ausführlich dies und jenes dokumentieren und anschließend könne sie mit mir darüber sprechen, die Frau vom CTG abzumachen und eine Urinprobe von ihr zu erbitten. Sie sei ja jetzt auch erst gerade am CTG dran.

Ich nahm also an, dass die Aufnahme-CTGs hier deutlich länger laufen würden als in meinem Lieblingskreißsaal. Ahnungslos und naiv fragte ich:

„Wie lange soll sie denn am CTG bleiben?"

Wenn ich von Eva Wind von vorn bekommen hatte, dann hatte ich keine Ahnung, wie der Wind hier wehen konnte.

„JETZT PASS MAL AUF!", donnerte es mir entgegen. Und zwar so unverhofft, dass ich Siegrid einen Moment lang tatsächlich doppelt sah. „ICH BIN HIER DIE HEBAMME UND DU HAST MIR GAR NICHTS ZU SAGEN! SOWAS KANN ICH ÜBERHAUPT NICHT LEIDEN! ÜBERHAUPT NICHT!"

„Ich wollte nur wissen, wie lange die Frauen in diesem Kreißsaal am Aufnahme-CTG liegen", brachte ich dem Tod ins Auge blickend hervor.

„DAS KANN ICH ÜBERHAUPT NICHT LEIDEN! DASS DAS MAL KLAR IST! ICH GEHE JETZT MIT LORE DA HINTEN IN DEN RAUM WAS DOKUMENTIEREN, DANN MUSS ICH MICH ERSTMAL SAMMELN UND DANACH HABE ICH ZEIT, MICH UM DEIN ANLIEGEN ZU KÜMMERN, HABEN WIR UNS VERSTANDEN?"

Man konnte den Respekt von anderen auch wirklich mit aller Gewalt niederknüppeln. So schnell wie Siegrid würde ich das sicherlich nicht hinkriegen. Alle Achtung zumindest für diese Leistung.

„Sehr gern, so machen wir das", antwortete ich und machte kehrt. ‚Ich muss mich erstmal sammeln …‘, war das ihr Ernst? Beim Tatort musste sich der Kommissar doch auch nicht erst sammeln, bevor er jemanden festnahm …

Ich dachte an Eva. Die hatte ich wirklich lieben gelernt. So gern sie mich auch „im Namen der Kolleginnen" anharschte. So gern sie mich mit einem einzigen Blick zum Schweigen brachte. Aber man konnte immer mit ihr über alles sprechen.

Eines Tages hatte ich ihr mal gesagt, was für eine Angst ich vor ihr hatte und dass ich meine Arbeit ja dafür eigentlich ganz gut machen würde. Wie sie das denn so sähe. Da guckte sie mich an, puffte mir in den Oberarm – ich befürchtete kurz eine Fraktur – und sagte lächelnd:

„Ach komm."

Von da an hatten wir wirklich viel Spaß im Dienst. Ich kriegte dennoch immer wieder Wind von vorn und durfte auch mal zum Anschiss unter vier Augen an der Spüle antreten, aber das war irgendwie dann doch anders zu bewerten.

Das Examen würde ich zum Glück in meinem Lieblingskreißsaal machen. Ich hätte nicht gedacht, dass ich das sagen würde, aber ich freute mich tatsächlich nicht zuletzt auf Eva. Die Hebamme mit Wind von vorn. Die Hebamme mit dem Talent zur Selbstreflexion.

Tja, so an Eva denkend, ging ich durch den schicken Kreißsaal, der aus allen Ecken „Wellness!", „Schmerzfreiheit!", „Wärme!", „Luxus!" zu schreien schien, und setzte mich hinter den Tresen, der „Geheim!" zu rufen schien. Von dort hatte ich über den Monitor immer noch die Gelegenheit, das CTG der armen Schwangeren beobachten zu können. Es sah noch immer superschön aus.

Dann kam Lore. Siegrid hatte ja noch keine Zeit für mich, die war noch nicht fertig mit Sammeln.

Lore flüsterte mir zu, ich solle mir das bloß nicht zu Herzen nehmen. Einerseits nahm ich mir das nicht zu Herzen, weil ich so ein Rumgebrülle nicht ernstnehmen konnte, sondern eher lächerlich fand, andererseits hatte es mich aber doch ziemlich schockiert, weil ich einfach nicht verstehen konnte, wie man so mit der eigenen Überforderung umgehen konnte.

Der Mann der Schwangeren kam nach vorne zu uns, um uns zu sagen, dass seine Frau jetzt aber mal dringend auf die Toilette müsse. Da Siegrid aber immer noch in der Personalküche damit beschäftigt war, sich zu sammeln und wir sie dabei lieber nicht stören wollten, sagte ich leise:

„Es tut mir wirklich wahnsinnig leid, aber ich WAGE es nicht, Ihre Frau vom CTG abzumachen, und ich kann Ihnen leider auch nicht sagen, wann es so weit ist. Gott allein könnte Ihnen diese Frage beantworten …"

Er sah vermutlich meine Furcht und ging wie ein Fragezeichen zurück.

Dann plagte mich aber noch ein ganz anderes Bedenken, nämlich: Was machten wir, wenn das CTG zu lang war? CTG-Papier war teuer und Siegrid ein Sparfuchs. Und: Was, wenn die Frau nun aus Versehen auf die CTG-Liege machte? So eine Sauerei wegzuwischen war zeitintensiv, und Siegrid war ja gerade noch dabei sich zu sammeln. Das würde sie danach sicherlich ausgedehnt wiederholen müssen.

Also ging ich zu der armen Schwangeren, befreite sie von dem CTG, begleitete sie auf die Toilette und bat sie um eine Urinprobe. Wohlwissend, diesen wahnwitzigen Alleingang eventuell mit dem Leben bezahlen zu müssen.

Siegrid war dann irgendwann fertig mit dem Sichsammeln. Und Lore und ich mit dem Dienst. Ich hätte erwartet, etwas zu hören wie:

„Sorry, das war vorhin nicht so gemeint. Hab ich falsch verstanden."

Aber Siegrid fragte mich liebstimmig säuselnd:

„Und, Schatzi, hast du morgen auch wieder Spätdienst? Wie war denn dein erster Tag heute? Hast du einen ersten Eindruck gewinnen können?"

Ich hätte am liebsten geantwortet:

„Total beschissen war dieser erste Tag heute, du dumme Nuss. Gott sei Dank habe ich morgen keinen Spätdienst, denn den hätte ich ja entsetzlicherweise mit dir."

Aber das tat ich nicht, denn mein Beurteilungsbogen am Ende dieses Kreißsaaleinsatzes sollte gern nett aussehen.

Ohne Rauch geht's auch. Oder?

Eines Tages gab es – und das war ja eigentlich der Grund, warum ich in diesem Kreißsaal war – eine Geburt für mich.

Eine 18-jährige Türkin, Frau D., schenkte ihrer Tochter Melissa das Leben. In der Nacht war sie bereits mit Blasensprung und Wehen in den Kreißsaal gekommen. Der Nachtdienst übergab sie uns und zog fröhlich von dannen.

Die Nacht mit ihr sei ziemlich interessant gewesen, wie es hieß.

„Ich hab voll die Krämpfe, weiß jetzt auch nicht, wieso", hatte sie wohl gesagt. Und „Mir ist sehr schlecht!"

Man hatte ihr eine Nierenschale gegeben. In dem Entbindungsraum, in dem sie es sich gemütlich gemacht hatte, gab es angrenzend ein Bad. Mit Nierenschale in der einen Hand und direkt neben der Toilette stehend, hatte sie sich dann auf den Boden erbrochen. Das musste wirklich ein Spaß gewesen sein.

Nun aber hatte Frau D. einen Muttermundsbefund von zehn Zentimetern und war dem Pressen nahe. Unser neuer PJ'ler Kai wollte dieser Geburt gern beiwohnen, und ich riet ihm, sich am besten jetzt der Frau vorzustellen, bevor sie in den Presswehen läge. Die PJ'ler waren Medizinstudenten im Praktischen Jahr und wohlgemerkt noch KEINE Ärzte. Dennoch trugen sie einen Arztkittel, um sich optisch beispielsweise von Krankenpflegeschülern oder gar Hebammenschülerinnen zu unterscheiden. Das war einfach so. Schon von Anfang an musste eine Gleichgesinnung offenbar im Keim erstickt werden.

Kai wackelte bei jedem Gang so galant mit dem Po, gepaart mit einer stromlinienförmigen Handbewegung, dass der Verdacht nahe lag, dass Kai vom anderen Ufer war. Zumal er auch überzeugt äußerte, niemals Vater zu werden. Als wir uns auf den Weg in die Kreißkabine machten, fragte er mich:

„Wie soll ich mich denn am besten vorstellen? Mit Dr. W.?"

„Nein, Du hast gar keinen Doktor."

„Mit Student Kai? Mit PJ'ler? Mit Arzt? Oh Gott ...!"

„Du stellst Dich als Kai W. vor, der Medizinstudent im Praktischen Jahr ist. So, wie es einfach ist", schlug ich ihm freundlich vor.

Galant schwebte Kai durch den Raum. Diese Szene hätte es auch bei „Scrubs" geben können. Todsicher! Er gab Frau D. nämlich die Hand und flötete: „W. ist mein Name. Ich bin hier einer der Ärzte. Frau D., wie geht es uns heute?"

„AAAAAAAAAAAAAAAARRRRRRRRRGH!" war die Antwort. Kai schaute fachmännisch auf das CTG, das schon deutliche und wiederkehrende, aber für diese Geburtsphase durchaus typische Herztonabfälle des Kindes zeigte, und sagte:

„Sehr schön!"

Die Oberärztin musste ihn gut leiden können, sonst hätte sie ihn vermutlich mit einer Geburtszange erschlagen. Und ich musste mich sehr bemühen, nicht zu lachen. Es wäre auch wenig Zeit zu gewesen, denn nun standen Hebamme Annabell und ich mit sterilen Handschuhen am Ort des Geschehens.

Baby Melissa kam zur Welt und anschließend warteten wir auf die Nachgeburt.

Frau D. hatte aber ganz andere Probleme.

„Kann ich jetzt mal eben raus, eine rauchen gehen?"

„Ähm. Nein. Wir warten auf die Nachgeburt!", sagten Annabell und ich wie aus einem Munde.

„Hm, ach so, die kommt auch noch? Danach aber, oder?"

Wir wussten keine Antwort. Dann kam der Mutterkuchen und die Frau musste noch nahttechnisch versorgt werden.

„Wann kann ich denn endlich eine rauchen gehen?"

Das schien echt ein großes Problem zu sein. Als die Frau dann wieder zugenäht war und Melissa auf der Brust hatte, fragte sie wieder, ob sie jetzt eine rauchen gehen könne.

„Sie sind gerade das erste Mal aufgestanden, Ihr Kreislauf wird das nicht ohne Weiteres mitmachen, den Weg nach unten. Sie werden sich darauf einstellen müssen, heute gar nicht rauchen zu gehen. Sie könnten unten ohnmächtig werden und sich den Kopf aufschlagen", sagte ich ihr.

„Und wenn ich einfach doch runtergehe und rauche?"

„Hab ich doch gerade gesagt."

„Ach so. Hm. Scheiße. Naja. Oh Mann, wie soll ich das nur aushalten?"

Ja, wie bloß. Meine Güte noch eins.

„Gucken Sie sich doch mal Ihre Tochter an, der Anblick müsste Sie doch vom Rauchen ablenken, zumindest für heute, oder?", fragte ich sie, und legte ihr nochmal die kleine Melissa in den Arm.

„Hm. Ja. Geht so. Also heute kann ich nicht rauchen, ja?"

Dann kam Besuch. Eine Schwägerin suchte Annabell und mich auf.

„Äh, ich hab mal eine Frage. Meine Schwägerin möchte gern mal eine rauchen, meinen Sie, das geht?"

„NEIN!", riefen Annabell und ich.

„Und wenn sie hier oben im Kreißsaal ein Fenster aufmacht und da raucht?"

An unserem Gesicht sah sie schon, dass da nichts zu machen war. Eine andere Schwägerin kam.

„Äh, ich hab mal eine Frage. Meine Schwägerin würde gern mal nach unten zum Kiosk gehen und sich was kaufen. Runter kann sie doch, oder?"

Klar, und wenn sie schnell ist, schafft sie dabei auch eine ganze Schachtel Zigaretten, dann hat das Thema zumindest für die nächste Stunde ein Ende, dachte ich bei mir. Aber ich beließ es bei einem freundlichen, aber bestimmten:

„Nein, das geht nicht. Sie muss nach der Geburt tatsächlich noch zwei Stunden hier im Kreißsaal zur Beobachtung bleiben. Aber Sie könnten runtergehen und ihr was mitbringen. Wie wär das?"

„Nein, schon gut, vergessen Sie es."

Mein Sohn fragte mich meistens, wenn ich erzählte, dass ein Baby geboren worden war:

„Und wie heißt es? Will die Mutter stillen?"

Bei diesem hier musste ich ihn leider enttäuschen.

„Melissa. Nein, die Mutter möchte nicht stillen", sagte ich ihm.

„Wieso DAS denn nicht?!", fragte mein Sohn entsetzt.

„Die geht lieber rauchen", antwortete ich. Und genau das gab Frau D. auch als Grund an.

Ganz ehrlich mal, dieses Gequalme ... Damit hatte ich echt meine Probleme. Zum einen sah es total bescheuert aus, es machte gelbe Finger, man stank wie Sau und es machte Falten. Es machte hässlich!

Und Folgendes sollte frau auch bedenken: Wir Frauen bekamen zur Geburt einen Satz Eizellen geschenkt. „Teil sie dir gut ein, neue gibt's nicht!", sprach Gott. Diese Eizellen erlebten jede Eskapade mit, die wir im Laufe unseres Lebens so durchlebten. Röntgenstrahlen, Medikamente, Alkohol, ZIGARETTEN ...

Natürlich versagte unsere Leber nicht, wenn wir auf einer Party mal ein bisschen zu tief ins Glas guckten, es waren ja erstaunlicherweise auch immer noch genügend Hirnzellen übrig, die uns vor der Intelligenzminderung gen Null bewahren, aber die Menge machte es eben. Wer viel, viel, viel rauchte, konnte davon ausgehen, dass die Eizellen viel, viel, viel davon mitbekamen, ebenso das Erbgut, das sich darin befand.

Und außerdem: Wer wollte schon ein zartes, unschuldiges Baby in eine Räucherhöhle betten? Wer? Dieses ewige „Mein Körper gehört mir!", das konnte ich schon nicht mehr hören. Denn wer sich dazu entschied, schwanger zu werden und schwanger zu bleiben, dem gehörte der Körper eben kurzzeitig mal nicht komplett allein.

„Meine Mutter hat auch geraucht, hat mir auch nicht geschadet ...", war abgedroschen und im zweiten Teil vielleicht sogar unwahr. Das bisschen Asthma – hatte bestimmt nichts mit dem Rauchen zu tun. Von der erhöhten Gefahr des plötzlichen Kindstodes wollte ich gar nicht anfangen.

Go Mutter go!

Ehepaar S. besuchte uns zur Niederkunft ihres Kindes im Kreißsaal. Das erste Kind war per Kaiserschnitt geboren worden, und während Frau S. nun so am Einwehen und Veratmen war, bereute sie die Idee, das zweite Kind spontan zu bekommen. Sie machte das alles wirklich wunderbar, aber das Kind bekam zum Schluss leichten Stress, weil es die Nabelschnur um den Hals hatte, und sich selbst während der Austreibungswehen immer „den Saft abklemmte".

Aus diesem Grund kam die Oberärztin Frau Dr. B. hereingeschritten. Als das Köpfchen sichtbar war, musste man eine Hand am Köpfchen haben und einen zu schnellen Austritt bremsen. Zum einen, weil es sonst durch die schnellen und extremen Druckveränderungen zu Gehirnblutungen beim Kind kommen konnte, zum anderen, um die Geburtsverletzungen geringer zu halten. Zumindest besagten dies die Leitlinien. (Kinder, die zu Hause geboren werden und deren Mütter keinen Dammschutz erhalten, leiden erstaunlicherweise nicht unter Hirnblutungen ...)

Jedenfalls stand ich mit der Hand am Köpfchen und konnte mich somit nicht mehr von der Stelle rühren. Dr. B. klemmte sich hinter mich und brachte mich, ohne dass ich meine Hand „verruckeln" musste, in die Position, die sie für ihr Vorhaben brauchte. Sie stellte mir dabei energisch ein Bein der werdenden Mutter in die Hüfte, begleitet von einem „Jetzt wissen Sie, warum die meisten Hebamme einen Hüftschaden haben!".

Dann feuerte sie Frau S. auf eine Art und Weise an, die es mir schwer machte, nicht zu lachen.

„LOS MUTTER! JETZT DRÜCK MAL! KOMM MUTTER! SCHIEB! MEHR MUTTER! NOCH EIN STÜCK, MUTTER!"

„Mutter" war fast schlimmer als „Fräulein". Aber Mutter drückte, Mutter schob und der kleine Junge wurde geboren. Mit modischer Halskette bzw. Nabelschnur um den Hals. Ich war froh, dass ich diesmal Bescheid wusste, dass die Blutabnahme aus der Nabelschnur Arztsache war und nicht – wie in meinem Lieblingskreißsaal – Hebammensache. Bis Frau Dr. B. mich aufforderte:

„Und? Frau Hebamme? Schon den pH aus der Nabelschnur abgenommen?"

„Ähm nein, ich dachte, ähm ... Soll echt ich jetzt? Also, äh ..."

Also vor der Frau hatte ich wirklich einen Wahnsinnsrespekt, daher ging das Stammeln recht schnell los. Aber sie drückte mir die Spritze in die Hand und das hieß dann wohl, ich sollte loslegen.

Als ich hinterher mit meiner Kollegin Marjan darüber sprach, dass ich bislang dachte, diese Aufgabe würden hier im Kreißsaal die Ärzte ausführen, informierte sie mich darüber, dass man bei Frau Dr. B. nie nach dem Tonfall gehen dürfe, denn der sei immer gleich. Ob bei „Los Mutter, schieb's raus!", oder bei „Das haben Sie gut gemacht!" oder bei „Sind Sie noch zu retten!?" Die Blutabnahme sei ein freundliches Angebot gewesen. Gut, dass ich es wahrgenommen hatte.

Eines Tages wurde Veronika VOR MIR ziemlich zurechtgewiesen. Ach, das Leben war doch schön ...

Und das kam so: Frau K. kam mit ihrem zehnjährigen Sohn nachts in den Kreißsaal, weil ihre Fruchtblase geplatzt war. Sie schmierte ihrem Sohn Brote und nahm ihm etwas zu trinken mit. Ihr Freund lebte nicht bei ihr, und es musste sich ja jemand um das Kind kümmern. Somit kamen sie gemeinsam in den Kreißsaal und schliefen dort eine Weile.

Nachdem die Mutter in einen Geburtsraum gebracht worden war, durfte ihr Sohn ein bisschen am PC spielen und Fernsehen gucken. Bis der Freund der Frau dann endlich mal anrückte, völlig genervt natürlich, und das arme Kind in die Schule brachte.

Ich betreute die Frau eine Zeitlang. Sie war ziemlich traurig und viel am Weinen, weil sie so einen bescheuerten Freund hatte, dem irgendwie immer alles zu viel war und der im Stillen darauf hoffte, nicht der Vater des ungeborenen Kindes zu sein. Andererseits freute sie sich, dass in diesem Kreißsaal so nette Leute waren und sie betreuen würden. Sie freute sich auch darauf, dass ich jetzt bei ihr bleiben würde.

Aber leider kam Veronika dann zum Zwischendienst und da ich die Geburt vorher schon gemacht hatte ... Kurz und gut: Veronika jammerte dann wohl bei Marjan rum, dass sie jetzt dran sei. Was hätte ich machen sollen? Eine Diskussion vor der Frau hätte nichts gebracht und wäre auch fehl am Platz gewesen.

Frau K. sagte von Anfang an, dass sie Angst vor einer PDA hätte und auf keinen Fall eine wollen würde. Sie war aber wirklich schmerzgeplagt und wusste nicht recht, wie sie die Wehen veratmen sollte. Veronika kam, während Marjan und ich am Tresen saßen und die vorherige Geburt dokumentierten, und sagte nur:

„Ich sag mal PDA, ne? Die kann nicht mehr. Die kriegt jetzt eine!"

Und das in einer Lautstärke, als sei Marjan taub. Marjan fragte sie, ob sie die Frau denn untersucht hätte.

„Nee, Du hast sie ja vorhin erst untersucht", antwortete Veronika.

Vor fünf Stunden erst …

„Veronika, das ist eine Zweitgebärende, das kann mal schneller gehen. Da hat sich ganz sicher noch was am Muttermund getan. Ich untersuch' die jetzt mal selber. Lass mich da mal hin."

Oh, wie wunderbar! Ich spürte den fragenden Blick „Hat die blöde Held das gerade mitgekriegt?" Ja, hatte sie, denn sie saß ja direkt daneben. Aber die blöde Held hatte ein schlaues Gesicht gemacht, eifrig etwas in die Dokumentation geschrieben und signalisiert: „SOWAS passiert MIR nicht. Ätsch!"

Das Ende vom Lied war, dass sich, wie Marjan schon prophezeit hat, sehr wohl was am Muttermund getan hatte und Veronika mit ihr eine Weile spazieren gehen sollte. Und zu meiner ganz persönlichen Genugtuung hat Frau K. dann ihr Kind ganz wunderbar und in Ruhe und ohne PDA und vor allem ohne Veronika im Nachtdienst bekommen.

Ich betete zur Sicherheit: „Lieber Gott, lass mir niemals auch so einen blöden Fehler unterlaufen, schon gar nicht, wenn Veronika danebensteht. Bitte, bitte. Dafür verzichte ich auch gern auf fünf Geburten und lasse die alle Veronika machen."

Denn wenn ich ehrlich war, hätte mir das natürlich sehr wohl auch passieren können. War es aber nicht.

Geschenk aus dem Wasser

Eines Tages bekam ich ein großes Geschenk. Hebamme Katharina kehrte nämlich aus ihrer Elternzeit zurück.

Zeitgleich wurde ein 17-jähriges Mädchen mit Wehen in den Kreißsaal gefahren. Dieses Mädchen wollte gern in der Geburtswanne entbinden. Es wäre Katharinas erste Geburt überhaupt wieder gewesen, aber sie schenkte sie mir und ich habe mich wahnsinnig gefreut.

Diese Geburt war wirklich so, wie ich mir immer eine vorgestellt habe. Mit dem Geräusch des Wassers im Hintergrund, mit viel Wärme, mit ganz viel Ruhe, mit wenig Leuten.

Daniela, so hieß die werdende Mama, lag in der Wanne. Ihr Freund James stand hinter ihr und war einfach nur da, obwohl er selbst auch noch echt jung war und mit Sicherheit wahnsinnig aufgeregt sein musste.

Daniela brauchte kein Stück Anleitung. Obwohl sie aus einem sozial eher fragwürdigen Hintergrund kam, wusste sie bei dieser Sache ganz genau, was sie zu tun hatte. Es war die schönste Geburt, die ich in dieser Zeit erleben durfte.

Das kleine Neugeborene glitt ins Wasser und Daniela nahm es vorsichtig heraus und auf ihre Brust. Sie brachte ihre Tochter wirklich so ziemlich komplett allein auf die Welt, ganz nach Gefühl, und das brachte mir bei, dass man nicht jede Frau „anfeuern" musste.

Es gab tatsächlich auch ganz ruhige Geburten, in denen man überhaupt gar nichts sagen, sondern nur dabeibleiben musste.

Katharina hingegen berichtete mir angesichts meines Schwärmens von einer Kollegin, die, ähnlich wie ein Fußballfan, wirklich alles beim Anfeuern gegeben hatte.

„Die Frau, die sie betreute, presste. Aber es pressten auch alle anderen Frauen im Kreißsaal!", fasste sie zusammen.

Das erinnerte mich sehr an Hebamme Ulrike aus meinem Lieblingskreißsaal. Die wäre auch echt was für die Südkurve beim HSV gewesen. Voller Leidenschaft schrie sie die Frauen an und beruhigte sich nur schwer wieder. Eines Tages, da war ich mir sicher, würde sie während einer Geburt noch einem Herzinfarkt erliegen!

Thai und deutsch – das geht nie!

Bald danach wurde unser Kreißsaal von Herrn und Frau Sch. aufgesucht. Sie war Thailänderin, er Deutscher. Ganz klischeehaft, irgendwie: Herr Sch. war nämlich nicht mal ansatzweise attraktiv, Frau Sch. jedoch sehr.

Herr Sch. betonte, ohne dass man ihn danach gefragt hätte, KEIN Sextourist zu sein. Er hätte seine Frau „ganz modern" im Internet kennengelernt. Liebe auf den ersten Blick sei es nicht gewesen, wie er mich informierte, denn via Webcam erschien ihm seine Frau etwas zu rundlich. Aha. Aber als sie ihm Bilder schickte und er sah, wie schlank sie war, war es um ihn geschehen und er flog nach Thailand, um sie zu heiraten und rüberzuholen.

Ich musste jedoch sagen, dass, auch wenn Herr Sch. auf den ersten bis fünften Blick sehr wohl wie ein möglicher Sextourist aussah, man auf den sechsten Blick viel Wärme und Liebe in seinen Augen sehen konnte.

Frau Sch. war unglaublich bescheiden. Sie kam „wehend" in den Kreißsaal, wollte kein Schmerzmittel, hatte aber wirklich schon ziemliche Schmerzen. Mich wunderte, dass niemand Bedenken hatte, ob denn diese kleine Frau ein Kind von einem großen Mann auf natürlichem Wege zur Welt bringen könnte. Diese Konstellation gab's ja öfter. Und das, was ich bislang erlebt hatte, war dies: Sie Thai, er Deutscher, das klappte nie.

Aber gut, das hatte ja nun nicht ich zu entscheiden. Siegrid ließ mich die beiden selbstständig betreuen, das CTG über Monitor im Auge behaltend, und nahm meine Rückmeldungen in Empfang. Aus Angst, dass Siegrid mich sonst mit der Nabelschere umbringen könnte, habe ich ihr auch wirklich viel, viel, viel Rückmeldung gegeben. Aber Siegrid hatte ihren entspannten Tag, und meine Sorge war unbegründet.

Diese Frau Sch. jedenfalls lächelte, wann immer ich ihr etwas empfahl, sehr freundlich. Schlug ich ihr vor, zu baden, nahm sie das dankend an. Allerdings erst, nachdem ich ihr versicherte, sich mit einem Laken zudecken zu können, damit niemand sie nackt sehen konnte.

Schlug ich ihr vor, auf und ab zu gehen, lächelte sie und tat, wie ihr geheißen. Schlug ich ihr vor, ein wenig Radio zu hören, um mal was anderes im Ohr zu haben als die Herztöne des Kindes, freute sie sich auch darüber.

Ich war mir sicher, hätte ich ihr vorgeschlagen, sich per Handstand einmal durch den kompletten Kreißsaal zu bewegen und dabei „Highway to hell" zu singen inklusive Headbanging, sie hätte auch das mit größtem Dank getan. Allerdings nicht unbedingt nackt, nur mit Laken.

In der Badewanne ging es entscheidend voran, aber irgendwann gefiel mir das CTG nicht mehr besonders, so dass Siegrid und ich beschlossen, Frau Sch. eine Beendigung des Wannenbades zu empfehlen.

Die Wehen waren mittlerweile so stark, dass Frau Sch. nicht mehr so richtig lächeln und sich freuen konnte. Sie wollte nun gern eine PDA haben, was ich sehr gut verstehen konnte, denn jetzt handelte es sich um einen klinischen Geburtsstillstand. Da konnte es wehen wie es wollte, es tat sich nichts, es schmerzte nur.

Und so wurde dann über einen Kaiserschnitt nachgedacht, der klinische Geburtsstillstand war nämlich eine Indikation dafür. Dem Kind ging es aber noch ganz gut, daher waren die Ärzte ganz entspannt. Außerdem, und das fand ich viel schlimmer, war es so, dass sowieso gerade kein Anästhesieteam Zeit hatte, eine PDA zu legen.

Frau Sch. weinte vor Angst, und auch Herr Sch. starrte nur noch unzufrieden vor sich hin. Siegrid schickte mich nach Hause, weil ich sowieso schon Feierabend hatte und sich in der nächsten Stunde auch nichts mehr tun würde. Somit verabschiedete ich mich von den beiden und fuhr nach Hause.

Am nächsten Tag hatte ich Frühdienst und war gespannt auf die Dinge, die sich in der Nacht, in der ich selig schlummerte, getan hatten. Im Kreißsaal angekommen, schaute ich mir als Erstes das Geburtenbuch an, um zu sehen, wie es Frau Sch. ergangen war. Sie hatte tatsächlich einen Kaiserschnitt bekommen. Einen der wenigen, die ich halbwegs nachvollziehen konnte.

Oberärztin Frau Dr. E. stand am Tresen, als ich feststellte: „Oh, Frau Sch. hat dann aber doch recht zackig eine Sectio bekommen." Nüchtern antwortete sie: „Es ist doch immer das Gleiche. Sie Thai, er Deutscher, das passt nie!"

Mitten im Gewusel, als ich mich vom Tresen aus auf den Weg in einen Geburtsraum machte, meinte Siegrid, die auch heute wieder da war:

„Anna-Maria, warte mal einen Augenblick!"

Was habe ich vergessen, dachte ich im Stillen. Blutdruck hatte ich gemessen, Blut abgenommen auch, CTG war dran und schön, aufgeräumt hatte ich nebenbei auch. Oh Gott, welchen Fehler ich jetzt auch immer gemacht hatte, ich würde ihn nie wieder machen.

„Bitte, lieber Gott, lass jetzt nicht wieder die Katastrophe vom ersten Tag mit ICH BIN HIER DIE HEBAMME!! und so losgehen. Bitte ....!"

„Ja?", fragte ich, aufs Schlimmste gefasst. Und alle standen dabei. Welche Strafe würde mich ereilen? Die Klos mit meiner Zahnbürste putzen? An mir selbst prüfen, wie scharf die Skalpelle waren? Ich würde die Strafe hocherhobenen Hauptes ertragen, das schwor ich mir.

„Du, ich wollte dir einfach mal sagen, dass du deine Arbeit hier wirklich richtig gut machst. Das gefällt mir sehr, wie sorgfältig du arbeitest, und dass du an alles denkst und man sich wirklich auf dich verlassen kann", sagte Siegrid.

„Ähm ... ich ... also ... echt? Ich ... ja ... also ... ähm ...", stotterte ich.

„Nein, wirklich, das wollte ich dir gern noch sagen."

„Ja, also ähm ... ich freu mich sehr, Siegrid ... Ähm, damit hätte ich nicht gerechnet ... ähm, also, ich ähm ..."

Hebamme Ellen betonte, dass sie so ein Lob auch gern mal hören würde, statt immer nur angemeckert zu werden, wie sie mit einem Augenzwinkern zu Siegrid bemerkte.

„Ich hab Anna-Maria auch schon mal ziemlich angemeckert", gab Siegrid zu und alles war plötzlich wieder in Ordnung. Verziehen UND vergessen. Sie hätte mir das auch unter vier Augen sagen können, aber sie hatte das „öffentlich" gemacht. Das pushte mein Selbstbewusstsein.

Hoffentlich ließ mich dieses Lob nicht völlig abheben.

Das Denkarium

Während eines sehr ruhigen Nachtdienstes sah ich mir die alten Geburtsbücher an. So etwas war höchst aufregend, wie ich fand. So viele glückliche Geburten, aber auch zahlreiche traurige Schicksale waren in diesen Büchern verewigt, mit all ihren Beteiligten.

Wer die Harry-Potter-Filme kennt, weiß sicherlich über die Szene Bescheid, in der Harry Potter Einblick in Dumbledores Gedächtnis erlangt. Autoritäten wie Dumbledore selbst, oder der, dessen Name nicht genannt werden darf, oder auch Professor Snape, oder Harrys Eltern, sie alle sind in Dumbledores Erinnerungen noch jung, teilweise Kinder.

Daran musste ich denken, als ich las, dass unser Oberarzt des Kreißsaals vor zig Jahren hier als kleiner PJ-ler bei den Geburten anwesend sein durfte. Kaum zu glauben. Der Oberarzt, der auf arroganteste Art und Weise mit seiner blonden Schmalzlocke einer weinenden ausländischen Frau, die gerade eine Fehlgeburt erlitten hatte, sagte, sie solle mal nicht so einen Aufstand machen, denn immerhin würden sich Frauen ihrer Nationalität sowieso wie wild und fürchterlich vermehren, dieser Oberarzt hatte eines früheren Tages als STUDENT im Kreißsaal gestanden und ehrfürchtig gefragt, ob er mal bei einer Geburt dabei sein dürfe.

Und auch Anja, die Kreißsaalleitung aus meinem Lieblingskreißsaal, stand als Hebammenschülerin in den alten Geburtenbüchern. Eine gestandene Frau, die mir so ziemlich alles über die berühmten CTGs beigebracht hat, die Frau, in deren Gesicht man wirklich KEINE Furcht erkennen konnte, selbst wenn sie durchaus angebracht gewesen war – diese Anja war mal Hebammenschülerin gewesen.

Oder auch Silke von Station. Sie machte so einen in sich ruhenden Eindruck, dass ich bis zum Lesen dieser alten Geburtsbücher felsenfest davon überzeugt war, dass sie schon als 44-Jährige zur Welt gekommen war und im Mutterleib ihre Ausbildung zur Hebamme durchgezogen hatte. Selbst die war mal Hebammenschülerin gewesen. Und nun war auch ich in diesen Geburtsbüchern als Hebammenschülerin verzeichnet. Eines Tages würde sich vielleicht mal eine Hebammenschülerin im Nachtdienst diese Einträge angucken und denken: „Oh Gott, Anna-Maria Held, die entsetzlich strenge Hebamme, die professionelle, emotionslose, knallharte Killermaschine, die mich täglich zusammenfaltet, die war auch mal Hebammenschülerin?"

Abschiednehmen

In meinem ersten Ausbildungsjahr hatte sich – ich habe es schon erzählt – ein Drama im Kreißsaal ereignet, das ich so schnell nicht wieder vergessen konnte, obwohl ich nicht mit dabei gewesen war. Ein afrikanischer Junge war nach unauffälliger Geburt mit Bilderbuch-CTG kurz darauf gestorben.

Das war so unfassbar schockierend und traurig gewesen, dass ich, wann immer ich ein schwarzes Neugeborenes auf dem Wickeltisch hatte, immer genau schaute, ob es noch atmete. Selbst wenn es wach war und strampelte, konnte ich das Geschehene einfach nicht vergessen.

Hebamme Hedwig, die quasi schon seit Christi Geburt Hebamme war, hatte jenes Baby auf die Welt begleitet. Noch nie zuvor war so etwas in ihrer Laufbahn passiert. Und immer, wenn ich sie sah, dachte ich: „Du arme Frau. Welche Vorwürfe musst Du Dir machen? Was für entsetzliche Stunden musstest Du durchleben?"

Nun hatte ich mit ihr Nachtdienst und sie erzählte mir die Geschichte und beantwortete mir alle ungeklärten Fragen. Sie tat mir so leid dabei. Ihr standen die Tränen in den Augen und ich wusste, dass sie das nie so richtig würde verwinden können. Die Obduktion der Plazenta hatte – Gott sei Dank – ergeben, dass sie keine Schuld an dem Tod des Babys hatte. Genetisch war dieser Junge zum Sterben verurteilt gewesen, sobald er den Bauch der Mutter verlassen würde. Das hatte vorher bloß niemand gewusst.

Sie erzählte mir auch von Müttern, die direkt nach der Geburt verstarben und einen liebenden Ehemann mit einem weiteren Kind zurücklassen mussten. Bisher war ich der Meinung gewesen, dass so etwas heutzutage nicht mehr passieren konnte. Doch Ausnahmen gab es immer.

Diese Nacht war irgendwie ein Sichvoraugenführen, dass man den Respekt vor der Geburtshilfe nie verlieren durfte. Man durfte keine Angst haben, aber die Achtung vor dem, was passieren konnte, sollte man bewahren.

Auch Lotte hatte wirklich schon alles gesehen. Sie sagte, sie hätte schon so viel Trauriges in der Geburtshilfe erlebt, dass es für ein ganzes Leben reiche. Und trotzdem begegnete sie jeder Frau, die neu in den Kreißsaal zur Geburt kam, mit einer Hoffnung und einem Optimismus, dass man automatisch das Gefühl hatte, dass alles nur gutgehen konnte und es keine andere Möglichkeit gab, als ein gesundes Kind zu bekommen.

Lotte sagte, man dürfe den Respekt vor der Geburtshilfe nicht verlieren. Man dürfe aber auch auf gar keinen Fall Angst davor bekommen. Und das war eine Gratwanderung, die nicht allen gelang. Ich wünschte mir sehr, dass ich bei dieser Wanderung nicht vom Weg abkommen würde.

Ab dem Zeitpunkt, wo Leben entsteht, ist es, grausam gesprochen, eine Frage der Zeit, wann das Leben endet. Nach einigen Tagen? Dann merkt es die Frau meist nicht und denkt sich, dass ihre Regel dieses Mal aber ein paar Tage später dran war. Nach einigen Wochen oder Monaten? Dann trauert die Schwangere, denn sie hat sich so sehr ein Kind gewünscht. Erst nach 90 Jahren? Das war nur zu wünschen.

Der abgesagte Wunschkaiserschnitt

Frau V., 19 Jahre alt, kam eines Morgens in den Kreißsaal zur primären Sectio. Es gab keinen medizinischen Grund für einen Kaiserschnitt, aber sie hatte Angst vor den Schmerzen durch eine natürliche Geburt. Was sie bekam, waren noch mehr Schmerzen durch einen Kaiserschnitt, aber für diese Information war sie nicht empfänglich.

Es begann schon seltsam mit ihr, als ich ihr eine Braunüle legen wollte. Besser gesagt: Ich legte ihr tatsächlich eine und die lag genau richtig. Aber auf einmal ging das große Geschrei los.

Dramatisch legte sie sich eine Hand über die Augen und schrie:

„Das muss raus, iss halt das nicht aus! Iss kann niss mehr."

Sie sagte echt, ISS KANN NISS MEHR!

„Die Braunüle, die jetzt so super liegt, soll wirklich raus? Das ist tatsächlich, was Sie möchten?", fragte ich sie, denn ich war wirklich stolz auf mein Kunstwerk in ihrer Hand.

„Ja, schnell, iss kann niss mehr!"

„Wenn Sie keine Braunüle haben, gibt's auch keinen Kaiserschnitt!", informierte ich sie.

„Egal, die muss jetzt raus. Iss kann niss mehr!"

„Also, wenn ich die jetzt rausnehme, werden Sie noch mal gestochen, das sage ich Ihnen fairerweise vorher", erklärte ich.

„Iss kann niss mehr! Die muss raus!"

Und weil iss auch niss mehr konnte, nämlich mir diesen Blödsinn anhören, zog ich die Braunüle heraus, ging zu Anna, der Ärztin, erzählte ihr das und ging dann gemeinsam mit ihr zurück zu Frau V. Das durfte ich nicht verpassen. Anna war nämlich richtig gut drauf nach einer schlaflosen Bereitschaftsnacht.

Mit zusammengebissenen Zähnen ging sie zu Frau V. und schaute sie mit einem Blick an, der nichts anderes ausdrückte als: „Wenn Du gleich Theater machst, leg ich Dir die Braunüle am Fußrücken!" Frau V. machte immer noch genug Theater, aber die Braunüle lag dann.

Ihrem Freund gab ich grüne OP-Kleidung, denn der wollte ja bei dem Spektakel dabei sein.

„Die Hose ist echt korrekt, Mann!", erzählte er mir begeistert. „Isch wollte schon immer so Hose haben mit krass korrektem Gummizug! Echt korrekt, Mann!" Das freute mich außerordentlich für ihn.

Dann ging es in den OP und es gab nun die Aufgabe, Frau V. eine Spinalanästhesie angedeihen zu lassen, eine Rückenmarksnarkose. Auch mit Nadel. Frau V. schrie so laut, als würde man sie bei lebendigem Leibe aufschneiden. Kaiserschnitt ohne Betäubung sozusagen!

Eine Stunde ging das so. Sie schrie und zappelte, dass es unmöglich war, ihr diese Betäubung wirksam zu verabreichen.

„Dann müssen wir eine Vollnarkose machen!", klärte die Anästhesistin sie auf. Aber die wollte sie auch nicht.

Was war das Ende vom Lied? Der Kaiserschnitt wurde abgesagt! Das hatte ich noch nie erlebt! Noch nie, nie, nie! Und danach auch nie wieder.

Frau V. überlegte, ob sie ihr Kind doch spontan kriegen sollte. Ihr Freund musste die voll korrekte Hose natürlich wieder ausziehen. Das fand er nicht so schön.

Im PC war die Frau natürlich schon angemeldet. Und die Mitarbeiterin im Büro, die für die Verwaltung zuständig ist, sagte uns, dass ihr das jetzt gar nicht passen würde, dass die Frau doch nicht operiert wurde, denn jetzt stand's doch schon drin im System. Wie sollte sie das denn da wieder rauskriegen?

Das war dann aber nicht mehr unser Problem.

Unerfüllte Hoffnung

Wenn ich ab und an ein Bett im Kreißsaal putzte und neu bezog, fragte ich mich oft, was dieses Bett mir wohl erzählen würde, wenn es sprechen könnte.

In Zimmer 4 unseres Kreißsaals stand nun ein Bett, das die Geschichte einer Frau erzählen würde, die darauf wartete, dass das Baby, das in ihrem Bauch gestorben war, demnächst geboren werden würde. Es war ihr erstes Kind. Frau H. und ihr Mann hatten 1 ½ Jahre darauf gewartet, und nun war es in der 16. Schwangerschaftswoche im Mutterleib verstorben. Es hatte ein paar Anzeichen gegeben, dass dieses Kind schwer krank gewesen wäre, falls es die Schwangerschaft doch überlebt hätte. Trotzdem war das natürlich kein Trost für eine Mutter, die dieses Kind so gern gehabt hätte.

Frau H. lächelte, wann immer man zu ihr ins Zimmer kam, sie machte wirklich einen tapferen Eindruck. Ihre Mutter war dabei und brachte viel Wärme, Ruhe und Geborgenheit ins Geschehen, während der Mann der Frau recht hilflos und verloren wirkte.

Als sie mich fragte, wie lange „das" dauern würde und ich ihr antwortete, dass es unter anderem auch davon abhinge, wann sie loslassen könne, fing sie endlich an zu weinen und „das" ging voran. Frau H. ließ in dieser Nacht ihr Baby los. Im Fachjargon aber nannte man eine Fehlgeburt tatsächlich noch ganz anders. Man sagte entsetzlicherweise: „Frau H. hat um soundsoviel Uhr ausgestoßen." Ein Wort, das ich nicht nachvollziehbar fand und später auch nicht verwenden würde, Fachjargon hin oder her.

An dem Tag gab es noch zwei weitere Fehlgeburten in recht frühen Wochen. Der Kummer lag wie eine dicke schwere Wolke über dem gesamten Kreißsaal. Und als sei es so gewollt, kam währenddessen kein „lebendiges" Baby „am Termin" zur Welt.

So blieb der Kreißsaal ruhig und keine der Frauen wurde noch obendrein damit konfrontiert, dass andere Frauen glückliche Mütter wurden, während ihre eigene Schwangerschaft gerade ein trauriges Ende fand.

Das waren die nicht so schönen Seiten des Hebammenberufs. Man musste als Hebamme gut auf sich Acht geben, damit man den Kummer nicht zu sehr an sich heranließ bzw. ihn nicht zu seinem eigenen werden ließ.

Viele Frauen schämten sich für eine Fehlgeburt. Oft kamen die Frauen aus Kulturen, in denen sie deswegen tatsächlich als Versagerinnen galten. Wenn sie gewusst hätten, wie vielen Frauen das passierte und dass sie nicht allein waren, wäre es ihnen vielleicht besser gegangen. Den Verlust des Babys hätte das nicht erträglicher gemacht, aber sie hätten gewusst, dass sie nicht „versagt" hatten und dass eine Fehlgeburt nichts war, was an ihrem Selbstbewusstsein nagen sollte.

Wenn schwangere Frauen zur Geburtsanmeldung kamen, hatten mindestens 75 Prozent von ihnen einen oder mehrere Verluste in der Anamnese. Meistens handelte es sich um frühe Fehlgeburten. Ein paar von ihnen hatten eine Totgeburt erleben müssen und noch weniger hatten ihr Kind nur kurze Zeit nach der Geburt verloren.

Was für einen riesigen Schmerz mussten sie durchlebt haben? Das Tröstliche war, dass sie alle mit guter Hoffnung und dem „neuen" Baby im Bauch in den Kreißsaal kamen und sich darauf freuten. Die meisten von ihnen hatten ihren Verlust längst verarbeiten können, aber viele erzählten uns noch einmal die ganze Geschichte. Sie zeigten uns all ihre Ängste und stellten Fragen, die sie sich vorher nicht getraut hatten zu stellen. Und meistens konnten sie sich danach wirklich auf den Neuanfang einlassen.

Wir bestärkten sie aber darin, dass sie immer auch die Mutter dieses verstorbenen Babys bleiben würden. Immer.

Geburt online – „Gefällt mir"

Ich durfte „meine" 28. Geburt zum Ende bringen. Schwangere bzw. Gebärende bis kurz vor der Geburt hatte ich schon viel mehr betreut, aber die so genannten „Dammschütze" waren leider entscheidend. Dabei machte es eigentlich viel mehr Spaß, mit den Schwangeren zu sprechen, für sie da zu sein, neue Positionen mit ihnen auszuprobieren und ihnen Mut zu machen.

Ihnen das Neugeborene in den Arm zu legen, war natürlich auch eine ganz tolle Sache, aber ich fand, so richtig, richtig, richtig zauberhaft war es besonders dann, wenn man bereits den Bezug zur Frau aufgebaut hatte. Natürlich war das in einem Kreißsaal, in dem es viele Hebammenschülerinnen gab, die alle irgendwie ihre Dammschütze vollständig bis zur Examenszeit sammeln mussten, nicht gerade einfach.

Und dann passierte eines Tages diese Geburt: Frau K., eine 26-jährige, sehr nette Türkin, bezog mit ihrem Mann, ihrer Schwester und einer Freundin einen Entbindungsraum. Deren Telefone klingelten unentwegt, die aktuellsten News wurden brandheiß serviert, ob den werdenden Großeltern in der Türkei oder der Cousine, die sowieso gleich mal reinschauen wollte.

Irgendwann war der Raum so voll, dass wir bis auf den Mann alle höflich hinausbitten mussten. Die Frau sollte nämlich ein bisschen schlafen, damit die Wehen etwas effizienter werden würden. Das Ganze wollte aber auch nach einem Schläfchen noch nicht so recht weitergehen. Deshalb bot Hebamme Marjan der Frau eine PDA an.

Frau K. war mit allem, was wir sagten, einverstanden, aber ihre Schwester brach auf einmal in Tränen aus.

„Nein! Keine PDA! Das ist nichts für meine Schwester!"

Weil wir aber anderer Meinung waren und Frau K. das ebenso sah, bekam sie eine. Ich rechnete fest damit, dass ihre Schwester sich zwischen Rücken und PDA-Nadel werfen würde. Was sie nicht tat. Sie und die Freundin saßen in der Ecke und beobachteten den Anästhesisten genau. Vielleicht wollten sie überprüfen, ob der das genauso gut machte wie seine Kollegen im Fernsehen.

Die Wehen wurden dann erträglich, und alles ging gut voran. Auch seitens der Familie: Der gesamte Verlauf wurde peinlich genau fotografiert – CTG-Schreiben, Toilettengang, Vierfüßlerstand, sogar die sogenannte MBU! Es war einfach nicht zu fassen.

Bei der MBU wird ein Tropfen Blut aus dem Köpfchen des Babys abgenommen, um zu schauen, wie gut es noch mit Sauerstoff versorgt wird und wie lange man noch getrost auf den Lauf der Dinge warten kann. Weil man natürlich nicht so ohne Weiteres an den Kopf des Kindes kommt, wird das aus einer Position heraus erledigt, in der die Frau wie auf einem Gynäkologenstuhl gelagert wird. Frau K. zeigte dabei „Daumen hoch!" und meinte, „Das poste ich dann alles bei Facebook!"

Frau K. wünschte sich, dass ihr Mann nach Geburt des Babys vor Rührung losheulen solle. Das wollte er aber nicht.

„Aber Herr K., wenn Sie das nicht tun, muss ich Ihnen leider so auf den Fuß treten, dass Sie schon allein DESwegen heulen. Heute ist nämlich Weltfrauentag, da muss uns Frauen jeder Wunsch erfüllt werden. Jeder! Werden Sie nachher artig weinen?", fragte ich. Er grinste und sagte, er wisse das noch nicht so ganz genau, aber bei den Aussichten hätte er da kaum eine Wahl.

Dann irgendwann ging es wirklich „richtig" los. Der, der den Dammschutz machte, leitete die Frau an. In diesem Fall also ich. Ich muss sagen, dass ich mich noch etwas schwer damit tat, die Frauen individuell „anzufeuern". Einige brauchten so gut wie keine Ansagen (das waren mir die liebsten), andere benötigten ein wenig Unterstützung (das ging auch noch), aber Frauen wie Frau K. bedurften eines energischen Feuers gepaart mit einer maßvollen Portion Autorität. Und DAS fiel mir schwer.

Was mich persönlich sehr störte, war, wenn auf einmal alle im Raum mit mir anleiteten. Damit meine ich gar nicht mal den Arzt oder die ausgelernte Hebamme, die hatten meistens schon ihren Grund und das Geschehen im Blick. Sondern ich meine Ehemann, Schwester, Tante, Mutter und andere Gäste. Und so war das bei Frau K..

Ich erklärte den Beteiligten, dass ICH das schon machen würde und sie bitte mal einen Moment still sein sollten, damit Frau K. wusste, auf wen sie hören sollte. Das ging etwa eine Wehe lang gut. Dann brach Frau K.s Schwester heulend über dem Gesicht von Frau K. zusammen, weil diese vor Schmerzen aufschrie.

„OH GOTT, WIE SOLL SIE DAS SCHAFFEN!", schluchzte sie.

Sie schaffte es. Das Baby wurde geboren, schrie kraftvoll und alles war gut. So gut, dass Frau K., ihr Mann, ihre Schwester und die Freundin gleich telefonieren mussten. Hebamme Lena sagte aber, dass die Geburt noch nicht vorbei sei (denn das ist sie erst mit der Geburt der vollständigen Plazenta), und wenn jemand telefonieren wolle, dann bitte draußen.

Frau K. legte auf. Und Herr K. hatte tatsächlich feuchte Augen.

Pretty Woman mit Ausfluss

Eines Tages kam eine „alte Bekannte" in den Kreißsaal. Frau B., die so alt war wie ich, aber aussah, als sei sie 50.

Sie hatte bereits zwei Söhne geboren, zuvor hatte sie zwei Schwangerschaften abbrechen lassen und anschließend zwei Fehlgeburten erlitten. Nun lag also die siebente Schwangerschaft vor.

Im November des vorigen Jahres hatte ich sie auf der Wochenstation betreut, da sie in der Frühschwangerschaft bereits Wehen bekommen und eine Fehlgeburt gedroht hatte. Sie rauchte auch da schon ungefähr eine Schachtel Zigaretten am Tag, und als ihr strenge Bettruhe verordnet wurde, überlegte sie sich, dass sie ja einfach im Bett weiterrauchen könnte. Das war natürlich nicht ideal, um eine gefährdete Schwangerschaft zu retten, weshalb ihr der Gebärmutterhals kurzerhand zugenäht wurde.

Eines Tages hatte sie mir anvertraut, dass sie sich solche Sorgen um ihr Ungeborenes mache und gar nicht wüsste, was sie tun könne, damit sie es nicht verlieren würde. Ich sagte ihr, dass, wenn sie sich solche Sorgen mache, es ihr sicher leicht fallen würde, von jetzt auf gleich mit dem Rauchen aufzuhören.

„Ich weiß nicht, ob ich das kann!", antwortete sie.

„Dann weiß ich nicht, ob Sie das wollen!", entgegnete ich.

Der Wille, zu rauchen, war recht ausgeprägt. Der Cerclagefaden offensichtlich auch, denn sie war entlassen worden und man hatte ihr eine schöne, möglichst lange Restschwangerschaft gewünscht.

Nun kam sie also wieder. Jeder kennt sicher die Szene aus „Pretty Woman", in der Julia Roberts sich kaugummikauend und ungeniert über eine Glasvitrine in einem Edelgeschäft lümmelt, um zu gucken, was da so glitzert. Genauso fläzte sich Frau B. über unseren Tresen, katschte Kaugummi, popelte sich dabei in den Zähnen herum und fing an:

„Hallo, ne? Ich hab so 'nen komischen Ausfluss und ein Brennen."

Katschkatschkatsch. Alle Hebammen und Hebammenschülerinnen blieben in ihren Sesseln kleben und hatten auf einmal wahnsinnig viel zu tun. Ich auch, mit Frau B. nämlich, die ich erstmal ans CTG „schnallte".

Wenn der Verdacht auf einen Blasensprung bestand und vorher noch nicht sicher war, ob das kindliche Köpfchen tief genug saß, um einen Nabelschnurvorfall (oder Armvorfall) zu verhindern, musste so lange liegengeblieben werden, bis der Arzt einen Ultraschall gemacht und Entwarnung gegeben hatte. So lautete hier der Kreißsaalstandard.

(In der außerklinischen Geburtshilfe lief das zum Glück etwas anders. Ohne Standards. In den Kreißsälen außerhalb Deutschlands übrigens auch. Wochenfluss und Blasensprünge waren international offensichtlich sehr unterschiedlich ...)

Und wenn man dem als Hebammenschülerin nicht nachkam, war einem der Zorn des Slavemasters (also des diensthabenden Arztes) sicher.

Ich bat Frau B. deshalb, liegen zu bleiben, nachdem das Aufnahme-CTG gelaufen war.

„Jaja ... katschkatschkatsch ...", machte sie. Dann stand sie auf einmal wieder vor mir.

„Ich muss pinkeln", katschte sie.

„Sie müssen liegenbleiben und einen kleinen Moment warten", sagte ich.

„Nein! Ich muss pinkeln."

„Aber gern, dann gehen Sie."

Was sollte ich tun, sie anbinden? Danach musste sie „zur Strafe" noch mal kurz ans CTG.

Ihr bekloppter Freund betrat den Raum.

„Nee, ne? Wieso muss die jetzt noch mal dran?"

„Weil sie aufgestanden ist, obwohl wir einen Blasensprung nicht ausschließen konnten und ich jetzt erstmal gucken muss, wie es dem Kind geht!", erklärte ich freundlich.

‚Und damit ich mich nicht mit der Metallglocke selbst geißeln muss, hauptsächlich ...', dachte ich. Ich hatte ihr das ja alles schon erklärt.

„Was soll denn da groß passieren?", katschte sie mich wieder an.

Ich erklärte Frau B. den Kreißsaalstandard. Sie verdrehte die Augen und katschte weiter.

Dem Kind ging es gut. Sie hatte, wie sich herausstellte, auch keinen Blasensprung. Sie war vorher bloß mit ihrem Freund horizontal aktiv gewesen und da lief dann hinterher was raus ...

Der Kreißsaalknast

Ein Abenteuer der ganz besonderen Art erwartete mich eines Tages, als ich eine Inhaftierte betreute.

„Der Knasti aus der 4", wie Hebamme Marjan sagte.

Schon der Anblick der Justizvollzugsbeamtin beeindruckte mich. Wir wussten alle nicht, was die Frau getan hatte. Ich war mir also nicht sicher, ob ich den Tag überleben oder für dramatische Schlag-zeilen in den „Tagesthemen" sorgen würde.

Frau N., so hieß sie, war schwanger, ohne Mutterpass. In der ver-gangenen Woche war sie bereits zu einem Gynäkologen gebracht worden, weil sie einen Schwangerschaftsabbruch gewollt hatte. Das war aber nicht mehr gegangen, das Kind war zu groß gewesen. Man verdächtigte sie, im Gefängnis „nachgeholfen" zu haben.

Nachts wurde sie stark blutend in die Klinik gefahren. Sie gab an, in der 13. Schwangerschaftswoche zu sein. Auf dem Ultraschallmoni-tor konnte man keine Schwangerschaft mehr entdecken und der diensthabende Gynäkologe entschied sich für eine Ausschabung der Gebärmutter. Während der OP jedoch bemerkte man, dass das Kind erstens deutlich größer war als angenommen und zweitens vor allem noch lebte.

Die OP wurde abgebrochen. Aber auch nach der OP blutete Frau N. wie aus einem Wasserhahn. Deshalb musste ein Abbruch vorge-nommen werden, damit sie überleben würde.

Sie bekam einen Tropf mit einem extrem starken Wehenmittel, das zumindest vorläufig die Blutung stoppte. Die Wehen waren durch dieses Medikament extrem schmerzhaft, so dass Frau N. eine PDA erhalten sollte.

Hier kam ich ins Spiel. Ich begleitete sie zur Toilette und betete:

„Lieber Gott, mach, dass sie mich nicht umbringt ..."

Während der PDA hielt sie sich an meiner Kleidung fest und ließ sie nicht mehr los. Ich begann zu schwitzen.

„Sie lassen aber meine Kleidung an mir dran, oder?", fragte ich vor-sichtig.

„Natürlich. Ich halte mich nur ein wenig an Ihnen fest, wenn ich darf", bat sie freundlich.

„Das dürfen Sie!", sagte ich. Und dachte: Wenn Sie mich dafür am Leben lassen ...

Was hatte diese Frau wohl verbrochen? Sie sah traurig und be-schämt aus, aber sie war wirklich nett. Sie sagte mir, dass sie auf keinen Fall „nachgeholfen", sich nun doch auf das Kind gefreut habe und dass sie deshalb traurig sei, dass die Geschichte in einer Fehl-geburt enden würde.

Ich wusste nicht so recht, ob ich ihr das glauben sollte. Aber weil sie mir irgendwie doch leidtat und überall blutverschmiert war, brach-te ich ihr eine Schüssel mit Wasser, Waschlappen und Seife.

„Ist eine Waschschüssel in Ordnung?", fragte ich draußen die „Auf-passerin". Die war bei uns ja aus Metall. Es war okay.

Die Frau lag angekettet mit sitzender PDA in ihrem Bett. Ein merk-würdiger Anblick.

„Ist sie gefährlich?", fragte ich die Beamtin.

„Jeder Inhaftierte ist gefährlich!", grinste sie.

„Wird sie mich abstechen wollen?", fragte ich.

„Nein, bestimmt nicht!", lachte die Beamtin.

Ich war beruhigt. Dann sollte ich ihr Blut abnehmen, und nachdem sie mich beim Dauerkatheterlegen nicht erwürgt hatte, nahm ich an, dass das beim Blutabnehmen ähnlich glimpflich abgehen wür-de. Aber sicher war ich mir nicht.

„Kann man Ihnen gut Blut abnehmen? Oder sind Sie schmerzemp-findlich? Werden Sie ausflippen?", fragte ich vorsichtig.

„Nein, das geht schon", antwortete Frau N.

Die Justizvollzugsbeamtin war gerade nicht im Zimmer und ich war völlig allein mit ihr.

„Darf ich Sie fragen, was Sie angestellt haben?", flüsterte ich.

„Wegen Diebstahls wurde ich letzte Woche verhaftet", antwortete sie.

„Sie haben niemanden umgebracht? Und Sie werden auch mich nicht umbringen? Ganz wirklich nicht?", fragte ich.

„Nein, um Gottes Willen, so was mache ich nicht", sagte sie sichtbar belustigt. Aber sie hätte mir ja wer weiß was auftischen können und eine gefährliche Terroristin sein können. Doch ihr Blick war ehrlich.

Ich erfuhr irgendwann von einem Bekannten, der ebenfalls als Jus-tizvollzugsbeamter arbeitete, dass die Dame bei dieser Art von Sicherung ganz sicher nicht nur eine Handtasche gestohlen haben konnte ... Gut, dass ich das damals nicht wusste. Ich hätte vor Angst unter mich gemacht.

Hier jedenfalls prallten zwei Welten aufeinander: die (meistens) zauberhaft magische Welt des Kreißsaals und die Welt, über die man meist nicht spricht und über die man ganz wenig weiß und viel mutmaßt.

Kommt ein Mann zur Geburt ...

Eines Tages kam ein Mann zu uns in den Kreißsaal, der seine Frau zur Geburt anmelden wollte. Uns wurde mitgeteilt, dass die Frau kein Deutsch konnte und deshalb nur der Mann da war. Ungewöhnlich, aber nun gut.

Wenn es Frauen gab, die „Alter, iss kann niss mehr!" sagten, im letzten Augenblick vom OP-Tisch sprangen und ihren Wunschkaiserschnitt absagten, konnte es auch so etwas geben.

„Hat Ihre Frau eine Erkrankung, für die sie Medikamente einnehmen muss?", fragte ich den Mann.

„Ja, hat sie."

„Und welche?"

„Das weiß ich nicht. Aber sie nimmt jeden Tag eine Tablette, eine weiße, runde. Wissen Sie?"

„Nein, leider nicht. Für so was wäre es gut, Ihre Frau jetzt hier zu haben, da hätten Sie ihr die Frage übersetzen können", überlegte ich laut.

„Die kann Deutsch!", sagte der Mann überrascht.

„Und warum ist sie nicht hier?", fragte ich.

„Die muss zu Hause aufs Kind aufpassen! Ich hab da keine Zeit für."

„Zur Geburt kommt Ihre Frau aber bitte persönlich vorbei, ja?"

Dann kam eine Frau Y. mit „Ziehen im Unterleib" in der 38. Schwangerschaftswoche. Die „Problemanalyse" sollte aufschlussreicher als beim letzten Fall werden, denn Frau Y. war persönlich anwesend. Dies erwies sich allerdings als noch weniger hilfreich.

„Ist das Ziehen die ganze Zeit über da oder kommt's und geht's?", fragte ich.

„Ich weiß es nicht!", sagte sie.

„Haben Sie eine vaginale Blutung oder einen Flüssigkeitsabgang?", erkundigte ich mich.

„Ich weiß es nicht", antwortete sie.

Selbst auf die Eingangsfrage, in welcher Schwangerschaftswoche sie sei, meinte sie, dass sie das nicht wisse und dass dafür ja die Ärzte und Hebammen zuständig seien. Da musste ich mich wohl einfach auf den Mutterpass verlassen, auch wenn ich wusste, dass in einem solchen immer mal wieder Fehlinformationen standen. Auch weitere Fragen brachten keine zufriedenstellenden Aussagen. Das schien mir eine ausgeprägte Form der Schwangerschaftsdemenz zu sein.

Als ich mir aber ihren Blutdruck von 60/40 vor Augen führte, konnte ich mir sehr gut vorstellen, dass man bei diesem Wert unter Umständen weder seinen Namen noch seine Adresse wusste. Die bekam ich allerdings aus dem Mutterpass. Was hätte sie mir geantwortet, wenn ich sie gefragt hätte?

Eine sehr entspannte Frau E. kam anschließend mit einem Untersuchungsbefund in den Kreißsaal, der auf einen Geburtsbeginn hindeutete. Die Muslima und ihr Mann kamen aus einer Kultur, in der es eher ungewöhnlich für Männer war, aktiv bei der Geburt zu helfen. Dass die so genannte Zeichnungsblutung beispielsweise völlig normal und nicht zu verhindern ist, war nicht zu vermitteln.

Aus meiner Sicht ekelten sich diese Männer für gewöhnlich vor allem, was sich unterhalb der Gürtellinie abspielte. Blutete die Frau leicht, kriegte der Mann bereits einen leichten Würgereiz. Wie ein Starkstrommagnet haftete er ab diesem Zeitpunkt am Kopfteil der Frau und hätte sie am liebsten gebeten, mit der Blutung aufzuhören. Bei einem Blasensprung rannten solche Männer sich fast erbrechend hinaus und kamen meistens erst wieder ins Zimmer, wenn die Frau ihr Kind bekommen hatte, genäht, gewaschen und steril abgedeckt war. Die Frage nach dem Durchschneiden der Nabelschnur konnte man sich in diesen Fällen meistens sparen.

Anders aber war es bei Herrn und Frau E., die sich offenbar von ganzem Herzen liebten, das war eindeutig zu sehen. Er wechselte selbstständig die Unterlagen und kühlte ihr mit einem Lappen die Stirn. Meine Aufgabe sah ich darin, mich neben die Frau zu setzen, ihre Hand zu halten, mit ihr zu atmen, wenn das nötig war, die Herztöne im Auge zu behalten und einfach nichts zu sagen.

Es gab wirklich Paare, bei denen war jedes Wort zu viel. Da störte man nur. Manche Hebammen hatten das nur noch nicht herausgefunden. Die dachten, dass sie sich immer lautstark bemerkbar einbringen müssten, damit sie wahrgenommen würden.

Wenn man aber den Frauen das Gefühl gab, für sie da zu sein, wenn man gebraucht würde, und ansonsten still war, um die Atmosphäre und den Geburtsverlauf nicht zu stören, musste die Rolle der Hebamme nicht auf Biegen und Brechen vordergründig sein. Das musste sie, ehrlich gesagt, auch so überhaupt nie.

Ellen, eine frisch ausgelernte Hebamme, hatte mich mal gefragt, warum ich einige Frauen so wenig betreute und nicht permanent mit im Zimmer saß. Das habe sie in ihrer Ausbildung auch tun müssen, um zu lernen, wie eine Frau in welcher Phase aussehe. Meinetwegen, wenn man mit der Lernerei nicht störte, war das alles kein Problem. Aber wenn werdende Eltern erstmal nur sich selbst brauchten, sich in einen neuen Raum eingewöhnen und private Gespräche miteinander führen wollten, weil das für sie wichtig war, warum um alles in der Welt sollte ich mich danebensetzen? Da war es doch viel wichtiger zu lernen, dass man in dem Geschehen nichts zu suchen hatte. Das CTG lief über Monitor sowieso auch am Tresen.

Den Dienst und die Betreuung von Frau E. beendeten wir jedenfalls mit der Geburt eines unglaublich niedlichen Mädchens. Dem frischgebackenen Vater schüttelte ich, nachdem ich ihn so offen kennengelernt hatte, die Hand.

Eigentlich durften männliche Muslime keine fremde Frau berühren. Das hatte jedenfalls ein junger Vater behauptet, dem ich nach der

Geburt gratulieren wollte. Da hatte er seine Hände hochgerissen, war zurück in die nächste Ecke gesprungen und hatte gerufen:

„Nein! Ich nix darf anfassen du!"

Meine Neugier war geweckt gewesen und ich hatte ihn gefragt, ob er gewusst habe, dass seine Frau von einem männlichen Arzt sectioniert worden war und wie er das so fände. Das war ja auch nicht ohne gewisse Berührung gegangen.

„Das anders. Arzt immer Neutrum."

Ich fand, da machte es sich der Islam etwas zu einfach.

Pretty Woman stinkt zum Himmel

Frau B. – die tresenlümmelnde Pretty Woman von neulich – kam wieder zu Besuch in den Kreißsaal. Sie hatte jetzt nämlich wirklich einen Blasensprung in der 36. Schwangerschaftswoche.

Wieder hatten alle unglaublich viel zu tun und wieder war ich diejenige, die Frau B. freundlich aufnahm. Sie kam aber erstmal telefonierend in den Saal.

„Ja, hömma, die soll die Schackeline anrufen, die soll dann sofort herkommen, machste? Machste? JA DIE SCHACKELINE SOLL DIE ANRUFEN! VERDAMMTE SCHEISSE! Ja und hömma, dann rufste bitte noch den und den und den an. Ja, genau. Tschöss nä?"

Ich fragte Frau B. nach vaginaler Blutung und Farbe des Fruchtwassers, denn bei grünem Fruchtwasser hatte das Kind bereits so einen Stress, dass es Stuhlgang im Mutterleib abließ und dann musste man die Geburt sehr zügig beenden. So geboten es jedenfalls die Leitlinien im Kreißsaal.

„Das ist normal durchsichtig und ganz viel. Aber ich weiß gar nicht, ob es wirklich Fruchtwasser ist, oder ob ich mir einfach nur in die Hosen gemacht habe."

Um das herauszufinden, gab ich Frau B. eine Vorlage, auf die ich dann Bromthymolblau kippen würde. Anhand der Verfärbung würde ich erkennen, um welche Art von Flüssigkeitsabgang es sich handelte.

Als mir Frau B. mir die mit Urin getränkte Vorlage zurückgab, forderte sie, während sie mit ihrer Hand mein Gesicht berührte:

„Hier, riechen Sie mal, ist das Fruchtwasser?"

Ich hatte keine Ahnung, wie sieben Wochen alter Geschlechtsverkehr roch, aber ich stellte mir vor, dass er in etwa so riechen musste wie Frau B.s Hand.

Also hatte ich sieben Wochen alten Geschlechtsverkehr, zahlreiche Vaginalkeime, das Aroma einer Unterhose, die das letzte Mal zu Weihnachten gewechselt worden war, eine Menge Urin und vermutlich Fruchtwasser vor meinem Gesicht.

Ich war mir sicher, dass ich am nächsten Tag einen fetten Herpes im Gesicht entwickeln würde! Es juckte schon alles. Damit die Blase nicht ganz so groß werden würde, wusch ich mir mein Gesicht mit Sterilium. Und meine Nasenhöhlen auch, der Gestank des Intimaromas war unbeschreiblich ...

Der Bromthymolblautest war positiv.

„Sie haben einen Blasensprung", würgte ich hervor.

„GEIL!", schrie Frau B.s Freund, der gerade in den Raum gekommen war.

Das Ende vom Lied war eine Verlegung der Frau, weil unser Krankenhaus für eine Frühgeburt nicht ausgestattet war. Ich musste mich erstmal weiter entkontaminieren. Am liebsten hätte ich einen Kammerjäger durch mein Gesicht gejagt.

Eigene Wege

Frau K. bekam ihr Kind. Und Frau K. war eine Frau, die bei der Entbindung eigentlich nur sich selbst brauchte. Es war in Ordnung, dass ihr Mann und ihre Mutter um sie herumsaßen, und ich hatte auch den Eindruck, dass es gut war, wenn ich die ganze Zeit neben ihr sitzen würde, denn so, wie ihr Gesichtsausdruck aussah, erwartete ich eine rasante Eröffnungsperiode, auch wenn es das erste Kind war.

Meine Einschätzung bestätigte sich, und relativ schnell wurde ein kleines, sehr niedliches Mädchen geboren. Diese Geburt begleitete ich mit Hebamme Dörte. Und Dörte brachte mich zum Heulen. Ich legte das Kind, das die Nabelschnur um den Hals hatte, auf das Fußteil des Bettes. Dort wickelten wir die kleine Maus erst einmal aus ihrer modischen Halskette, rubbelten sie ab und beguckten schnell, wie es mit der Atmung so aussah.

Als ich das Kind dann anschließend auf Frau K.s Brust geben wollte, legte Dörte vorsichtig ihre Hände auf meine, die mir sagen sollten:

„Mach's nicht. Ich zeig Dir was Besseres."

„Nehmen Sie Ihre Tochter ruhig selbst zu sich!", ermunterte Dörte Frau K. Und als Frau K. ihr kleines Mädchen vom Bett hob und sich auf die Brust legte, als sie es wirklich sprichwörtlich ANNAHM, mit dieser bedingungslosen, einzigartigen Mutterliebe – da musste ich heulen.

Das war auch gar nicht schlimm: Dieses Mal, am letzten Tag vor dem Ende meines zweiten Ausbildungsjahres, gönnte ich mir die Heulerei noch mal so richtig. Ich nahm mir nämlich vor, ab dem dritten Jahr nicht mehr zu heulen.

Ja, auch hier konnte man sich als Hebamme wirklich zurücknehmen. Es musste nicht immer die Hebamme sein, die der Frau das Kind gab. Warum denn überhaupt? Es war das Kind der Frau, warum sollte die Frau auf die Hebamme warten? Wenn es dem Baby gutging, dann sprach doch alles nur für diese Vorgehensweise. Ich habe mir das gut hinter die Ohren geschrieben.

Frau K.s Mutter hat bei dieser Geburt auch etwas Großartiges geleistet: Sie hat sich nämlich, als der Mann von Frau K. den Raum betrat, komplett zurückgehalten. Es fiel ihr offenbar schwer, ihre Tochter leiden zu sehen und darauf zu vertrauen, dass der Schwiegersohn ihrer Tochter beistehen konnte, ohne dass sie eingreifen musste. Es fiel ihr schwer, diesen Schritt zurückzugehen von ihrer Tochter, die sie vor ca. 30 Jahren als kleines unschuldiges hilfloses Bündel selbst auf der Brust gehabt hatte. Und dennoch schaffte sie es, die eigenen Wege des jungen Paares zuzulassen.

Das dritte Ausbildungsjahr

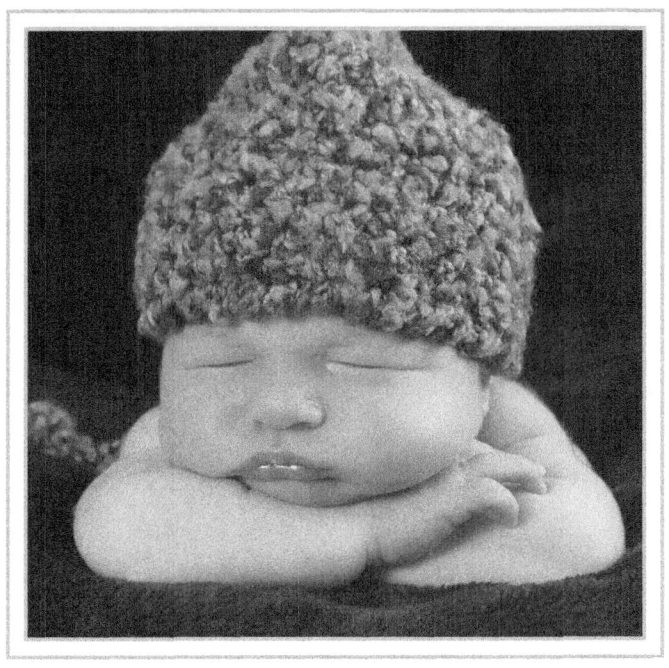

We are the champions!

Es war so weit, der neue Unterkurs wurde eingeschult, und wir waren jetzt der Oberkurs. In einem Jahr würde schon alles vorbei sein, alle Prüfungen geschrieben und abgelegt und hoffentlich bestanden. Und eine Zusage für einen neuen Arbeitsplatz würde man hoffentlich auch erhalten. Die 20 neuen Mädels kamen mit genau denselben Gesichtern in die Schule wie wir vor zwei Jahren. Aufgeregt. Neugierig. Begeistert. Euphorisch. Aber vor allem pünktlich. Wie ich aus eigener Erfahrung wusste, würde das in der Schule wohl der letzte Tag gewesen sein, an dem sie rechtzeitig da waren.

Wir jedenfalls waren für die Einführung der Neuen zuständig: Ich weiß nicht, warum Heidrun immer so ein Geltungsbedürfnis hatte. Um ehrlich zu sein, hatte ich das auch schon immer, aber doch nicht um jeden Preis! Sie jedoch führte sich hier auf, als wäre sie Klassensprecherin. Ach, was sage ich: SCHULsprecherin! Schulsprecherin ALLER europäischen Hebammenschulen!

Sie begann natürlich den Part des Schultütenübergebens:

„So, liebe Mädels, ich heiße euch herzlich willkommen an unserer Hebammenschule. Herzlichen Glückwunsch zum Ausbildungsplatz, Ihr wisst, das ist keinesfalls selbstverständlich!"

Ich schämte mich fremd. Vielleicht würde sie gleich behaupten, sie selbst habe die grandiose Auswahl des neuen Kurses getroffen. Oder aber sie zöge gleich ein Foto mit ihrem „Patenkind" und würde mit gespielt ernstem Gesicht sagen:

„Du weißt, es ist eine große Ehre hier zu sein, es ist nicht selbstverständlich, einen Hebammenausbildungsplatz zu bekommen. Bist du dafür hart genug? Kannst du diese Challenge meistern? Eigentlich nicht. Aber ... schau mal, ich habe heute doch noch ein Foto für dich."

Muah muah, Küsschen links und Küsschen rechts.

Nein, sie sagte etwas viel Peinlicheres.

„Lasst euch nicht unterkriegen! Kämpft! Lasst euch nichts gefallen! Haltet durch! Und denkt dran: Die Schule steht IMMER hinter euch!"

Letzteres mit ironischem Unterton, und das, wo die Lehrerinnen mit im Raum saßen. Jede von uns übergab ihrem Patenkind eine Schultüte und wurde von Veronika fotografiert.

Auch das noch. Ich hätte ihr am liebsten meinen nackten Hintern in die Kamera gestreckt, entschied mich aber für ein liebreizendes Lächeln mit Rehaugen.

Der neue Unterkurs würde das Gleiche erleben wie wir. Sie alle würden mit viel Elan in die erste Schulwoche starten, viel lernen, wenn sie es wollten, und diverse Krankheitsbilder kennenlernen. Vielleicht würde es ihnen so gehen wie mir, dann hätten sie jede dieser Krankheiten, kurz nachdem sie ihren Namen zum ersten Mal gehört hätten. Ich jedenfalls hatte sie gehabt. Alle. Wirklich alle. Das kam davon, wenn man sich in etwas deutlich mehr hineinsteigerte, als eigentlich gut war.

Als ich vor einiger Zeit beispielsweise eine handfeste Grippe anlockte, die mich für zwei Wochen ins Bett beförderte, war ich mir sehr sicher, dass der Arzt, der sich das Drama per Hausbesuch einmal ansehen sollte, mich auf eine Infektionsstation ins Krankenhaus einweisen lassen würde, weil meine Grippe einfach zu gefährlich für mich sei.

Ganz fest rechnete ich damit, mit diversen Antibiotika vollgepumpt zu werden, so dass ich für die Mahlzeiten überhaupt gar keinen Appetit mehr aufbringen würde.

Ich sah bereits eine Resistenz vor mir, die mir einen MRSA-Keim in alle möglichen Körperöffnungen bringen würde, und den damit verbundenen Quarantäne-Aufenthalt, aus dem ich erst wieder rauskäme, wenn die WHO endlich Forschungsgelder für meine Heilung aufbringen würde und meine Kinder bereits beim Studieren waren.

Mein Mann hätte in der Zeit täglich vermummt neben meinem Bett gesessen, mir mit Handschuhen meine schwache, ausgedörrte Hand gehalten und mich mit vor Sorge schwindendem Haar angefleht, nicht von ihm zu gehen.

Lange Rede, kurzer Sinn: Ich wünschte dem Unterkurs, dass er weitaus weniger dramatisch veranlagt war als ich.

Ein Mann in den Wehen

Frau O. lag in der Geburtswanne, als ich ihre Betreuung übernahm. Ihr Freund Christoph saß neben ihr am Wannenrand und machte einen kompetenten Gesichtsausdruck. Weil Frau O. ab einem bestimmten Zeitpunkt nicht mehr wusste, wie sie ihre Wehen veratmen sollte, empfahl meine Kollegin Dörte ihr, zu tönen. Mit einem tiefen „A". So toll ich Dörtes Idee mit dem direkten ersten Annehmen des Kindes durch die Mutter auch fand, das Tönen war furchtbar, weil ich dabei nicht ernst bleiben konnte. Wenn die Frauen tönen wollten, durften die das natürlich gerne. Frau O. aber teilte eher meine Meinung. Ihr Freund jedoch hielt es mit Dörte.

Bei jeder Wehe, die anrollte, sprang er auf und tönte, fast im Gesicht seiner Freundin hängend: „Aaaaaaaaaaaaaaaaaaaaa. Aaaaaaaaaaaaaaaaaaaa. Aaaaaaaaaaaaaaaaaaaaaaaaa." Und weil sie ihn so liebte und ihm einen Gefallen tun wollte, „aaaaaaaa"ten sie zusammen. Ich musste einmal kurz rausgehen, um mich leise auf dem Klo vor Lachen auszuschütten, bis ich mich wieder im Griff hatte. Denn die Geburt würde noch einige Stunden dauern, das war klar, und die konnte ich nicht kichernd am Kreißbett verbringen.

Frau O. wollte irgendwann gern etwas gegen die Schmerzen haben. Aber wer ein Schmerzmedikament kriegte, durfte erstmal nicht in die Wanne, es konnte einem übel werden, das CTG konnte „abkacken" und so weiter und so weiter. „Abkacken" sagte ich zwar nicht und dachte es nicht mal, weil es so primitiv war. Aber alle anderen waren sich einig, dass das die treffendste Beschreibung sei.

Dörte sagte, sie könne der Frau einen Tropf anhängen, der die gemeinen Spitzen der Wehen nahm. Ich hatte den Tropf bei der Geburt meiner Kinder auch gehabt. Mir hatte er aber nur meinen Verstand genommen und kein Stück Schmerz. Es litt jedoch auch nicht jeder so dramatisch wie ich ...

Plötzlich meldete sich der Freund von Frau O. zu Wort:

„Nein, das machen wir nicht", sagte er, obwohl er gar nicht gefragt worden war, denn eigentlich ging es gar nicht um ihn.

Frau O. veratmete eine Wehe, bevor sie weitersprechen konnte:

„Kann ich nicht lieber eine PDA?"

„Nein, das wollen wir nicht", beeilte sich Christoph zu sagen.

„Also, es geht gerade um Ihre Frau, denn die hat die Schmerzen, nicht Sie", wies Dörte ihn irgendwann zurecht.

Christoph tönte dann lieber weiter, damit er überhaupt noch was sagen durfte.

Nach dem Legen der PDA brachte ich Frau O. dann erstmal in den Vierfüßlerstand, damit das Köpfchen tiefertreten konnte.

„Ist das in Ordnung für Sie?", fragte ich sie.

Frau O. antwortete, dass das sehr angenehm sei und sie erstmal gern in der Position bliebe.

„Britta, Du musst so aber nicht bleiben, leg Dich doch lieber wieder hin! Ist das überhaupt gut?", meldete sich der Freund zu Wort.

Ich hätte am liebsten gesagt, dass er doch etwas draußen im Park spazieren und tönen gehen könne, aber schon bei der Idee musste ich mein Gesicht einmal gen Fenster wenden, um mein Grinsen zu verstecken.

Frau O. regelte das selbst und blieb im Vierfüßler.

Die nächste Wehe kam. Der Freund sprang wieder auf und zwang seine Freundin dazu, ihm in die Augen zu sehen und „aaaaaaaaaaaaaaaaaa" zu machen.

Irgendwann wollte Frau O. aber wieder liegen, weil ihr die Ellenbogen wehtaten, die PDA nachließ und die Wehen stärker wurden. Die tapfere Gebärende verpustete die Wehen und ihr Freund tönte weiter. Er wollte unbedingt mithelfen, aber auf seine Weise.

Hier aber war ich mit meiner Geduld langsam am Ende: Es gibt die so genannte Lagerungsregel in der Geburtshilfe. Liegt der Rücken des Babys auf der linken Seite der Frau, tastet man auch die kleine Fontanelle auf der linken Seite der Frau. Die kleine Fontanelle muss während der Geburt tiefer treten, damit sich das Köpfchen beugt und der Geburtsmechanismus wie vorgesehen vonstatten gehen kann. Die Lagerungsregel besagt deshalb, dass eine Frau, die liegen möchte, am besten auf jener Seite liegt, auf der sich der kindliche Teil befindet, der tiefer treten soll. Ich erklärte das den beiden und Frau O. legte sich wie geheißen auf die linke Seite.

„Schatz, du musst nicht auf der Seite liegen bleiben", intervenierte ihr Freund. „Dreh dich doch um auf die rechte Seite, Britta. Ist das überhaupt angenehm für dich? Aaaaaaaaaaaaaaa!"

Dann stieß er auch noch versehentlich die Lampe vom Tisch, als er aufsprang, um zu seiner Partnerin zu eilen und mit ihr zu tönen.

„Meine Güte!", dachte ich. „Wenn sie ihn nicht augenblicklich zum Schweigen bringt, tue ich es."

Als hätte sie mich gehört, fuhr sie ihn an.

„Mach nicht aaaaaa, wenn ich die Wehe veratmen will. Du machst mich ganz wahnsinnig. Hör bitte endlich auf damit!"

Ich war kurz davor: „Nä nä nä näääää nä!" zu machen und Frau O. meine Handfläche hinzuhalten, gefolgt von einem „Strike! Schlagen Sie ein!" Aber der willige Geburtshelfer saß so hilflos neben seiner genervten Frau, dass er mir fast leid tat. Immerhin erlaubte sie ihm, ihre Hand zu halten.

Beide wollten wissen, wie die Geburt nun weitergehen würde. Ich erklärte, wie es zum Ende hin vermutlich sein würde und dass dann die Anleitung zum Pressen käme.

Ich sagte: „Entweder sage ich Ihnen, wann Sie wie pressen und wann Sie nur noch atmen sollen, oder Dörte oder die Ärztin. Wichtig ist, dass Sie gut zuhören. Und damit Sie gut zuhören können, ist es wichtig, dass Sie", ich schaute ihren Mann an, „keinen einzigen Ton sagen. Ich weiß, dass Sie gern helfen möchten, aber Sie helfen uns und vor allem Ihrer Frau zum Schluss am besten, wenn Sie wirklich still sind. Sonst weiß Ihre Frau nicht, wo sie hinhören muss."

Mit einem sehr hilfreichen Schweigen seitens des Freundes wurde recht bald der kleine Sohn geboren.

Mit dem Schweigen war es dann jedoch vorbei.

„Sie legen das Kind jetzt gleich an, ja?", meldete er sich wieder zu Wort. „Das haben wir nämlich im Geburtsvorbereitungskurs so gelernt, dass man das danach unbedingt machen soll!"

Da hatte er gut aufgepasst, der Gute. Aber sein kleiner Sohn würgte noch am Fruchtwasser und schien wenig Appetit auf überhaupt irgendwas zu haben. Da der Freund so gar keine Ruhe gab, legte ich das Baby schließlich an Frau O.s linker Brust an.

„Britta, ist das so angenehm für Dich? Willst Du nicht lieber an der rechten Brust stillen?"

„Warum geht er nicht draußen ein wenig tönen?", dachte ich bei mir und sagte dann: „Ich würde mal sagen, für Ihren Sohn ist das gerade nicht angenehm, der hat nämlich noch seinen Magen voll mit Fruchtwasser, da passt nichts rein."

Unterstützenderweise würgte das Baby schon fast theatralisch die Brust der Mutter an.

„Aber im Geburtsvorbereitungskurs ...", meldete er sich abermals mit pseudokompetentem Blick zu Wort.

„Ja, das ist auch nicht falsch", unterbrach ich ihn, „aber Ihr Sohn hat keinen Hunger. Der würgt noch. Wir sollten ihm ein wenig Zeit lassen, bevor er die Brust total blöd findet und überhaupt gar nicht mehr gestillt werden möchte."

Mittlerweile war ich fast genervt.

„Aber im Geburtsvorbereitungskurs haben die gesagt, dass ..."

Probleme bei der ärztlicherseits hastig herbeigesehnten Plazenta-Geburt machten das Stillthema dann ganz schnell zur letzten Sorge des frischgebackenen Vaters. Die Ärztin prügelte die Plazenta unnötigerweise schon fast heraus, aber sie war – kein Wunder nach diesem Stress – nicht vollständig und Frau O. am Bluten, als hätte man einen Wasserhahn aufgedreht.

Wir fuhren sie umgehend in den OP, fort von ihrem Klugscheißer. Frau O. wurde immer weißer und weißer, und ich bekam die Aufgabe, diese Blutung von außen zu stoppen. Dazu musste ich versuchen, die Gebärmutter in die Hand zu nehmen und zuzudrücken. Der Uterus war aber vor lauter Bluterei gar nicht mehr zu tasten, daher stemmte ich mein ganzes Gewicht auf den Bauch, um zumindest die Arterie abzuklemmen, aus der es so blutete.

Nebenbei bemerkt hatte ich am nächsten Morgen ordentlichen Muskelkater von dieser Aktion.

Frau O. bekam natürlich ziemliche Angst und es war gar nicht so einfach, auf der einen Seite Frau O.s Arterie abzudrücken und ihr auf der anderen Seite vertrauensselig zu empfehlen, ruhig zu atmen und keine Angst zu haben.

Sie bekam dann aber sowieso eine Vollnarkose und war ganz entspannt. Der Anästhesist teilte der Ärztin noch mit, dass alle anderen gerade auf der Terrasse saßen und grillen würden.

„Ja, da sagen Sie echt was. Von dem Aspekt her ist das hier ein absoluter Scheißjob!", schimpfte sie, während sie energisch ein weiteres Plazentateilchen herausrupfte.

Nach einer halben Stunde war alles wieder in trockenen Tüchern, ich konnte meine Hände, in denen ich mittlerweile kein Gefühl mehr hatte, aus der Bauchfalte nehmen und musste mit dem Fuß die Tür aufmachen, weil meine Hände recht trost- und kraftlos in der Gegend herumhingen.

Nachdem Frau O. aus der Narkose erwacht war, wurde die Familie wieder zusammengeführt. Frau O. bedankte sich bei mir für ein tolles Geburtserlebnis, in meine Hände kam langsam wieder Gefühl und der junge Vater konnte seinen Sohn endlich einmal sprachlos im Arm halten.

Wehnen und Orgien

Meine normalisierten Hände brauchte ich dann auch gleich für die nächste Geburt. Jene von Frau N. nämlich.

Frau N. kam aus Afghanistan und konnte kein Deutsch. Sie erwartete das dritte Kind und verhielt sich so ähnlich wie meine Oma, die neun Kinder bekommen und bei jedem gedacht hatte, sie müsse sterben. Wenn man Frau N. untersuchen wollte, kletterte sie in die Mitte des Bettes. Und das Bett war irrsinnig groß. Somit blieben einige Untersuchungen einfach aus, und man konnte nicht wirklich etwas über den Geburtsfortschritt sagen.

Hatte Frau N. Wehen, rief sie wie die meisten ausländischen Frauen: „Ich habe Wehne!" Und ich Arterien, dachte ich.

Als Frau N. die Schmerzen gar nicht mehr aushielt, stand sie auf einmal im Bett und ihr Mann tanzte um dasselbe herum, weil er dachte, sie würde gleich springen und sich was antun. Aber das tat sie nicht. Sie wollte gern, dass wir ihr helfen. Um ihrer Bitte Nachdruck zu verleihen, hielt sie meinen Arm fest und kniff hinein. Aber solche Geschichten kannte ich schon, hielt Abstand und beguckte mir das ganze Spektakel mit einigem Sicherheitsabstand, bis sie sich etwas beruhigt hatte.

Dann leiteten wir zum Pressen an und die Ärztin sagte nach dem ersten Versuch:

„Nee, das wird nichts. Wir beenden das jetzt."

Schon holte sie das Kind mit einer Saugglocke. Dass der blöde Pümpel immer gleich gezückt werden musste, hatte ich noch nie verstanden.

Nach diesem Geburtstanz konnten wir glücklich weiter zur Tat schreiten.

Ich betreute Frau K. Die wehte sich langsam ein, war aber bei einem Muttermundsbefund von einem Fingerbreit bereits ein „sterbender Schwan", wie uns mitgeteilt wurde.

Bei einem solchen Befund war das immer eine dumme Sache, weil man noch so viel vor sich hatte. Aber ich konnte es gut nachempfinden, denn ich war bei meinen Geburten mindestens eine ganze sterbende SchwanFAMILIE gewesen.

Ich steckte die Frau erstmal in die Wanne, in der sie sich Gott sei Dank sehr wohl fühlte. So konnte sie sich in Ruhe „voranwehen", ohne dass die Schmerzen zu groß waren. Dann klingelte es an der Tür. Eine fremde, ältere Frau schritt forschen Schrittes in den Kreißsaalbereich, im Schlepptau hatte sie eine jüngere.

„Wo ist Frau K.?", fragte sie meine Kollegin Melanie und mich, als wäre es eine Frechheit, ihr nicht unaufgefordert Informationen über den derzeitigen Aufenthaltsort von Frau K. zu geben.

„Sie sind?", fragte ich.

„Die Tante."

„Frau K. ist im Bad, aber ...", begann ich.

„Komm, Aische, wir müssen ins Bad zu Latife!", befahl sie der anderen, wohl ihrer Tochter.

„Nein, Frau K. liegt nackt in der Badewanne und entspannt sich. Ich gehe gleich zu ihr und sage ihr Bescheid. Können Sie in der Zeit noch einen Moment in der Sitzgruppe warten?", bat ich freundlich.

Es ist ja ganz häufig so, dass die Frauen, die nackt in der Wanne liegen, es schrecklich finden, wenn bevormundende Tanten und Co. sich das Szenario aus der Nähe angucken und die eigene Ruhe stören. Da hatte es schon wirkliche „Kriege" gegeben.

Übrigens auch in jenen Kulturkreisen, in denen die gesamte Familie einschließlich Nachbarn einer Geburt beiwohnt.

„Sagen Sie ihr das bitte JETZT!", herrschte mich die Tante an.

„Ich mach das sehr gerne GLEICH!", antwortete ich.

„Nein, am besten JETZT, damit sie weiß, dass ich da bin und sie sich entspannen kann."

„Sie entspannt bereits und ich sage ihr wirklich gerne GLEICH, dass Sie da sind und jetzt nehmen Sie bitte draußen noch einen Moment Platz", beharrte ich. Immer noch freundlich.

„Ja, sagen Sie ihr das!"

Ein letztes Aufbegehren mit vernichtendem Blick.

„Natürlich!", flötete ich.

Melanie hatte schon einen hochroten Kopf vor Ärger. Letzten Endes half es aber nichts, sich mit der Verwandtschaft anzulegen. In so einer Betreuung musste man ja auch mit denen eine Art Team bilden, das bei der Geburt dabei sein durfte. Aber nun musste ich erstmal mit der Frau klären, was sie wollte.

Als ich es wirklich GLEICH abgesprochen hatte und die Frau ihren Besuch – nachdem sie sich ein Laken über den Körper gelegt hatte – willkommen hieß und sie gemeinsam eine lustige Badeorgie feierten, kam eine neue Aufgabe auf mich zu.

Frau B. erschien mit Mann und Schwiegermutter im Kreißsaal. Sie konnte so gut wie kein Wort deutsch, war 19 und erwartete ihr erstes Kind. Da sie bereits vier Tage über dem errechneten Termin war, kam sie zur CTG-Kontrolle und meldete sich bei der Gelegenheit gleich zur Geburt in unserem Kreißsaal an.

Die Schwiegermutter und der Mann von Frau B. waren sehr nett, aber Erstere legte eine Dominanz an den Tag, die ich irgendwie freundlich bremsen wollte – denn sie beantwortete Fragen, die ich eigentlich ihrer Schwiegertochter stellte. Ich denke, sie war einfach sehr aufgeregt und fürsorglich. Gemeinsam haben wir dann ein akzeptables Maß „erarbeitet", würde ich sagen.

Ich führte das Aufklärungsgespräch über Prophylaxen des Neugeborenen. Neben dem Vitamin K für die Blutgerinnung gab es in meiner Klinik noch Augentropfen in Form von Silbernitratlösung. Die kamen aus einer Zeit, in der die meisten Frauen eine Geschlechtskrankheit hatten. Entbanden sie vaginal, konnte das Kind wegen der Bakterien, die es in die Augen bekam, erblinden. Daher erhielten damals prophylaktisch alle Babys diese Tropfen, die übrigens bestialisch brannten und schwarze, unwegwischbare Flecken auf Kunststoff hinterließen...

In neuerer Zeit gab es diverse Abstriche, die man machen konnte, um sich über eventuelle schlechte Bakterien im Klaren zu sein, und man wusste mittlerweile auch, wie man in den Besitz dieser Geschlechtskrankheiten kommen konnte. Ich erklärte Frau B. daher:

„Die Tropfen sind sinnvoll, wenn Sie eine Geschlechtskrankheit mit dem Namen Tripper haben. Haben Sie die?"

Der Mann von Frau B. fragte: „Was ist das?"

„Das kriegt man, wenn man Sex mit vielen unterschiedlichen Männern hat", sagte ich.

„Hat sie nicht!", riefen Schwiegermutter und Ehemann gemeinsam.

„Ich bin ihr Erster!", fügte er hinzu.

„Und stellen Sie sich vor, die beiden hatten ihr erstes Mal erst nach der Hochzeit!", informierte mich die Schwiegermutter stolz.

Don Juan mit Zahnlücke

Am Ende meiner Schicht verabschiedete ich mich von Frau K., die mittlerweile mit PDA eingeschlafen war.

Ihr Mann sah aus wie Don Juan mit Riesenzahnlücke, hatte seiner Frau Tulpen mitgebracht und eine samtweiche Stimme, in der so viel Liebe mitschwang, dass ich eine Gänsehaut bekam, als die zwei sich ansahen und miteinander sprachen.

Er sagte mir, er hätte schon im Internet und in diversen Büchern danach geforscht, wie er seiner Frau in der Situation beistehen oder auch richtig mit anpacken konnte.

„Aber sie muss da irgendwie allein durch, oder? Was soll ich denn bloß sagen?", fragte er flüsternd.

„Seien Sie einfach da. Beobachten Sie das Gesicht Ihrer Frau, Sie werden sehen, ob und was sie braucht. Einen kühlen Lappen, Ihre Hand, Ihre Stimme oder einfach nur Ihre Anwesenheit. Und wenn Sie nicht wissen, was Sie sagen sollen, ist das nicht schlimm. Sie müssen gar nichts sagen. Das erwartet niemand. Und wenn Ihre Frau Sie in einer Situation zurückweist, nehmen Sie es ihr nicht übel. Jetzt gehen Sie am besten auch schlafen, hier ist eine Liege. Und morgen guck ich mir Ihr Baby an!"

„Gut, gut, gut ...", flüsterte Don Juan erleichtert und müde.

Ich verließ das Zimmer, in dem eine wirklich zauberhafte, liebevolle und wunderschöne Stimmung herrschte. Irgendwas sagte mir, dass ich darauf vertrauen konnte, dass hier alles gutgehen würde. Wie ich am nächsten Tag im Geburtenbuch nachlesen konnte, wurde Don Juans Mädchen um 1:35 Uhr geboren.

Die Tulpen standen noch immer im Entbindungsraum, in dem mittlerweile Mr. „Ich bin ihr Erster!" mit Ehefrau und Mutter gut aufgehoben waren.

Meine Kollegin Marjan und ich durften die Geburt begleiten, und es war tatsächlich richtig schön. Jedenfalls bis zu dem Punkt, an dem das CTG von Frau B. aus ärztlicher Sicht nicht mehr wünschenswert war, so dass die junge Ärztin Katharina auf ihren Bauch schmiss, um dem Kind seinen Weg Richtung „Ausgang" zu zeigen. (Übrigens:

Dieses Auf-den-schwangeren-Bauch-Geschmeiße war in den meisten Kreißsälen leider gang und gäbe. Ein Paradigma, wenn man so will. Verboten zwar, aber leider dennoch gängig. Was raus musste, musste schließlich raus. Nicht wahr? Furchtbar, ehrlich gesagt. In einer geburtshilflichen Betreuung eins zu eins fand so etwas zum Glück nie statt, denn da kriegte einfach niemand Stress. Da entband so gut wie keine Frau in Rückenlage, gegen die Schwerkraft an, da lief das alles einfach etwas anders.)

Weil wir der Frau eine Saugglockengeburt ersparen wollten, leitete Marjan die Ärztin weitestgehend an, wofür ich ganz dankbar war. Katharina gab alles und drückte auf dem Bauch herum.

„Toll machst Du das, Katharina!", lobte Marjan, als sei Katharina nicht Ärztin, sondern Gebärende.

Ich geleitete völlig flattrig und nervös das kleine Mädchen namens Mehrija auf die Welt, der frischgebackene Vater rief die ganze Zeit „Krass! Alter Schwede, alter Schwede! Krass! Krass! Krass!", und seine Mutter sagte als Erstes zu ihm: „Und ICH hab sechs Kinder bekommen, kannst Du Dir DAS vorstellen?"

Frau B. sagte gar nichts, hatte sie vorher ja auch nicht.

Die kleine Mehrija hatte übrigens genau meine Geburtsmaße – sie war nämlich 2850 Gramm schwer bzw. leicht und 47 Zentimeter lang.

Als ich geboren wurde, kam ein solches Gewicht gefühltermaßen noch häufiger vor. Auch ohne dass gleich der Blutzucker des Neugeborenen überprüft werden musste.

So änderten sich die Zeiten: Wurde der „Siebenpfünder" vor ca. 30 Jahren als kleine, fettleibige Sensation kopfschüttelnd durch die Station gereicht und man hatte sich gefragt, wie so ein Brummer nur spontan auf die Welt kommen konnte, sah das heute alles anders aus. Deswegen, weil die Menschen einfach immer größer wurden, oder einfach, weil man heutzutage in der Schwangerschaft faul und fauler wurde und mindestens für fünf aß?

Ich wusste es nicht, vermutete aber Letzteres.

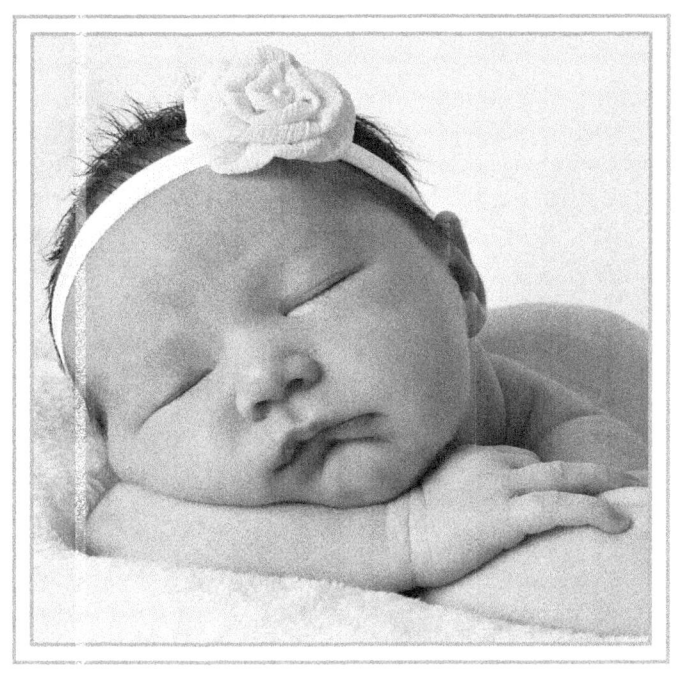

Inzwischen saß ich meinen OP-Einsatz ab und fragte mich, wie schnell drei Wochen vorbei sein konnten, wenn es optimal lief. Drei Wochen unverfilmtes Soap-Potential lagen vor mir.

Als Erstes wäre da der fehlende Kontakt zu lebendigen Menschen zu erwähnen. Die Patienten kamen narkotisiert in den Saal gefahren, mit einem Rohr namens Tubus im Hals, der wurde mit einer Schleife festgebunden, Körperspannung gleich Null. Bei jeder Frau dachte ich kurzzeitig, sie wäre tot.

Außer bei der letzten – und da wären wir auch schon bei Punkt zwei angelangt, der mich abschreckte –, die wachte nämlich während der OP auf und bewegte sich, während der Operateur lustig in ihrer Brust herumschnitt. Als die OP-Schwester und ich schon fast hysterisch die Anästhesistin anschrien, dass die Patientin wach sei, führte sie relaxed ihr Telefonat fort und donnerte der armen Frau währenddessen ein milchiges Zeugs in die Vene, bis sie endlich Ruhe gab.

„Fehlt euch gar nicht der Kontakt zu wachen Menschen?", fragte ich bei Gelegenheit.

„Nö, wir sind froh, dass die still sind. Ist doch stressig genug hier!", sagte OP-Schwester Stefanie, die, obwohl wir außer zur Nahrungsaufnahme einen Mundschutz trugen, immer mit dunkelrot geschminktem Mund in den OP kam.

Ich hätte hier, glaube ich, mit fettigen und verlausten Haaren zur Arbeit gehen können, weil wir uns ja alle hinter Mundschutz und OP-Haube verschanzen mussten. Praktische Sache, wenn man das mal von der positiven Seite aus betrachtete.

Dann wäre drittens noch der etwas notgeile Oberarzt zu nennen. Der notgeile und zerstreute Oberarzt, um genauer zu sein.

„Und wer sind Sie?", fragte er mich.

„Immer noch Hebammenschülerin Anna-Maria Held", sagte ich.

„Ach, ich glaube, wir haben uns schon mal gesehen ...", sinnierte er.

„Ja, drei Mal, würde ich sagen", antwortete ich.

Im OP fragte er entrüstet, wann es endlich wieder „Männerhauben" gäbe. Er meinte OP-Hauben in dem Schnitt, den auch „Grey's Anatomy"-Neurochirurg Dr. Shepherd trug. Er fand die Haubenmodelle, die wir so hatten, weiberhaft und für ihn als Mann diskriminierend. Wenn wir nicht bald endlich wieder richtige Männerhauben hätten, dann sei aber was los. Und WAS da los sei! Schon aus reiner Neugier hätte ich es gern mal drauf ankommen lassen ...

Dieser NZO (notgeile, zerstreute Oberarzt) operierte unglaublich gern Brüste. Aber nur schöne.

„Das wird ein toller Tag!", freute er sich, als er den OP-Plan sah. „Drei Brust-OPs!"

Dann blickte er auf die Oberweite der (Gott sei Dank narkotisierten) Patientin vor ihm auf dem OP-Tisch.

„Naja, die hier, die zählt nicht. Das ist ja keine Brust, das ist ja mehr so ein ... hm ... Kümmerding. Aber die Alte hier kriegt jetzt erstmal so richtig, richtig geile Titten!"

Und weil der NZO nun traurig war, nur ein Kümmerding operieren zu dürfen, glotzte er mir zum Ausgleich permanent auf die Brüste und auf den Hintern, obwohl es da wirklich nichts Dolles zu sehen gab und auch ich vergleichsweise sparsam in Bezug auf Üppigkeit dieser anatomischen Gegebenheiten ausgestattet worden war. Da hätte er sich operativ mal schön austoben können. Ich beantwortete sein filmreifes Verhalten jedenfalls mit sofortiger Entfernung meiner Person aus seinem Blickfeld.

Besonders soapmäßig war es hier auch deshalb, weil sich so gut wie nie über die gerade aktuelle Operation unterhalten wurde. Geläster, Gemaule und Gerüchte, für die man „keine Worte" fände, waren an der Tagesordnung. Ruhig war's leider trotzdem nicht, man erzählte erstaunlich viel über die jeweils zu beklagenden Themen.

Ich dachte derweil über anderes nach, meinen Bericht nämlich. Ich war mir ziemlich sicher, dass er ungefähr so lauten würde:

„Montag, heute wurden zwei Knoten aus einer Brust entfernt. Ich bin kollabiert. Dienstag, heute wurde eine Gebärmutter entfernt. Ich bin kollabiert. Mittwoch, heute wurde eine Harnblase wieder stabil gemacht. Ich bin kollabiert."

Aber ganz so schlimm war es nicht, ich fing mich stets kurz vor der Ohnmacht. Wobei, wenn ich das Bewusstsein verloren hätte, dann wäre mir nicht so wahnsinnig schlecht gewesen und ich hätte nicht so ungeheuer hinter meinem Mundschutz würgen müssen, als ich sah, wie viele OP-Klemmen an ein weibliches Geschlechtsorgan passten, nur, um es auseinanderzuhalten, damit man vernünftig operieren konnte. Ich übertreibe nicht, wenn ich sage, dass ich acht Klemmen gezählt habe.

Der OP – wahrlich nichts für mich ...

Eines Tages hatte ich ein Date mit OP-Pfleger Philip. Und zwar vor dem Zentral-OP.

Der gynäkologische OP, wo ich sonst meistens eingesetzt war, befand sich in der Frauenklinik. Er war uralt, die Wände waren in einem verwaschenen Blass-blau-grün gekachelt, die Gänge waren eng, die Türen meistens dort auf und im Weg, wo man sie nicht gebrauchen konnte.

Hier im zentralen OP jedoch sah das anders aus. Ein bisschen mehr wie bei „Grey's Anatomy". Aber auch hier vermisste ich dramatische Musik im Hintergrund und die „Galerie", von der man von oben einen guten Blick über alles hatte. Auf jener Aussichtsplattform hätte man auch nicht immer den Geruch von verbranntem Fleisch in der Nase gehabt. Alles, was blutete, wurde nämlich mit Strom verödet. Das roch dann wie beim Hufschmied und qualmte auch so ähnlich.

OP-Pfleger Philip wurde in der letzten Einsatz-Reflexion von Heidrun schon eindrucksvoll als „unfreundlich", „frech" und überhaupt als „voll assig und bescheuert" beschrieben. Entsprechend gespannt war ich.

Erstmal zeigte mir Philip die Frauenumkleide, bevor er dann in der Herrenumkleide verschwand.

„GUCKT MAL! EIN SCHÖNER PFLEGER! WIR HABEN HEUTE EINEN SCHÖNEN PFLEGER!", kreischten die OP-Schwestern in der Umkleide wie aus einem Mund, als Philip wieder verschwunden war.

Philip war 26 und machte unglaublich kleine und laute Schritte. Er fragte nicht „Wie bitte", sondern „Was" oder „Watt". Philip „rotzte" geräuschvoll hoch. Philip ging nach jeder OP erstmal eine rauchen. Und Philip erklärte einem ALLES, was man wissen wollte, wirklich alles. Heidrun erzählte in der Einsatz-Reflexion, Philip hätte sie mal gebeten zu helfen.

Heidrun hatte nach eigenem Bekunden doch tatsächlich Folgendes geantwortet: „Was willst DU denn, Freundchen? Ich bin drei Monate älter als Du! Du darfst mich siezen!"

Es konnte natürlich auch sein, dass Heidrun, die, wenn wir mal ehrlich waren, einfach tatsächlich eine der schönsten Frauen in der Klinik war, sich einen ordentlichen Korb bei Philip, dem auch nicht gerade Unbegehrten, geholt hatte. Normalerweise flogen wirklich alle Männer auf Heidrun. Philip war aber jemand, bei dem solche Frauen in keinster Weise landen konnten. Und schon allein deshalb mochte ich Philip. Weil er Heidrun NICHT mochte.

Ich ging jedenfalls mit Philip, dem Hochrotzenden und Schlurfenden, in den neuen OP, in dem nichts gekachelt war. Die Wände waren mit einer freundlichen, mittelblauen Kunststoffverkleidung ausgestattet, die Wege breit und kurz und die Schiebetüren per Knopfdruck zu bedienen.

Die Vorsitzende der Adipositas-Selbsthilfegruppe lag „auf dem Tisch". Mit einem Magenband hatte sie sich von 280 auf 150 Kilo heruntergearbeitet. Aber die so genannte Fettschürze, also der Haut- und Fettlappen, der dabei übriggeblieben war, hinderte sie am aufrechten Stehen, und sie wollte einfach nur mal wieder selbstständig gehen können mit ihren 75 Jahren.

Die plastische Chirurgin Britta bekam fast einen Anfall, als sie hörte, dass die Frau noch nicht mal Wert auf ihren Bauchnabel legte. Normalerweise wird der bei so einer OP nämlich stehengelassen und drumherum operiert und gerafft und so weiter, damit's auch einigermaßen hübsch aussieht. Dieser Eingriff hatte aber wirklich ausschließlich einen praktischen Ansatz. Die Fettschürze wurde mit zwei Fleischerhaken an einem Kran befestigt. Den daraus folgenden ersten Würgereiz veratmete ich tapfer hinter meinem Mundschutz. Es wurde fünf Minuten gewartet, damit das Blut in die Frau floss, und dann wurde in einer Fünf-Stunden-OP ein großes Stück Bauch abgeschnitten. Ich sollte mich mit einer Tüte bereithalten, denn der Wunsch der Frau war es, alles, was abgeschnitten wurde, wiegen zu lassen. Ich erwartete, viele Einzelteile zu erhalten. Aber einer der Chirurgen warf mir das ganze Teil in einer einzigen Portion in die Tüte. Mich riss es fast zu Boden. Auch dieser Würgereiz wurde folgenlos meinerseits verarbeitet.

Der Zentral-OP hatte keine Waage. Der Kreißsaal, der über dem Zentral-OP lag, logischerweise schon. In den wurde ich geschickt, aber ich bestand vorher noch auf einer blickdichten Tüte, denn der Anblick des herausgeschnittenen Bauchlappens war kein schöner. Zudem nahm ich noch Wetten über das Gewicht des Tüteninhalts an, und als jeder einen Tipp abgegeben hatte, marschierte ich in heiliger Mission los.

Das mit der Wette war übrigens nicht meine Idee gewesen. Auf so etwas wäre ich nicht gekommen, denn ich hatte immer Angst, dass die Narkose vielleicht doch nicht so tief war, wie sie sein sollte ...

„Mensch, Anna-Maria! Was machst Du denn hier?", fragte mich Hebamme Anett, als ich im Kreißsaal ankam.

„Das willst Du nicht wissen", sagte ich.

„Und was ist in der Tüte?", fragte sie unbeeindruckt weiter.

„Anett, ich verspreche Dir, dass Du DAS noch viel weniger wissen willst."

Aber sie bestand auf einer Antwort und als ich mit dem Wiegen fertig war, ließ ich eine würgende Hebamme im Kreißsaal zurück. Was musste sie auch fragen?! Fünf Kilo waren es übrigens. Ich hätte mit 50 gerechnet, ehrlich gesagt.

„Sag mal, das ist WIRKLICH die Vorsitzende der Adipositas-Selbsthilfegruppe?", stellte Britta während der OP erschrocken fest. „Die können wir SO aber nicht rauslassen hier, das machen wir noch ein bisschen schöner. Dann kommen bestimmt noch mehr hierher!" Zum Schluss wurde die Frau zugetackert und zugenäht, wirklich schön sah das meiner Meinung nach noch immer nicht aus.

Zwischendurch würgte ich weiter, aber ich nahm mich tapfer zusammen. Von nun an hatte ich ein etwas gestörtes Verhältnis zu Krustenbraten.

Nach dieser eindrucksvollen OP ging es zurück in die Frauenklinik. Dort sollte ich Philip in den Plastischen-Hand-und-Wiederherstellungs-OP begleiten.

Ich sah mir eine Hand-OP an. Die zu operierenden Hände dort sahen aus wie im Film. Man machte die nämlich blutleer, damit das eine zwar sehr blasse, aber echt saubere und somit gut überschaubare Sache war. Aber ich muss sagen, dass ich zwischenzeitlich immer wieder den OP verlassen musste, denn OPs an der Hand konnte ich ebenfalls nicht ertragen, wie ich feststellen musste.

Vor allem dann nicht, wenn mit einer Minibohrmaschine darin herumgebohrt und anschließend eine Metallplatte eingebaut wurde. Der Patient hatte sich nämlich einen Finger gebrochen. Es war eine splitterige Angelegenheit. Optisch noch schwerer zu ertragen als die Fettschürze.

Am nächsten Tag stand eine Hysterektomie, also eine Gebärmutterentfernung, auf dem Plan. Die wurde eigentlich mit drei Ärzten gemacht. Zwei Ärzte hielten Klemmen, einer operierte. Eine Ärztin hatte aber keine Zeit.

Während ich mir noch dachte, dass das bestimmt in einer artistischen Meisterleistung der Assistenzärztin Mara enden musste, schlug sie mir freudestrahlend auf die Schulter und fragte:

„Anna-Maria, hast du Lust, mitzumachen?"

„Also, ja, äh, ähm, ich weiß nicht, ob das wirklich so eine gute Idee ist, weil ich äh, ähm, Mara, ich bin ja, wie du weißt, also äh nur Hebammenschülerin und keine Ärztin, also, ähm, ähm, ähm ...", stotterte ich.

„Sie macht's!", brüllte Mara fröhlich.

Nun durfte ich mich „steril" machen, so richtig mit OP-Mantel und so weiter.

„Hast du gut gefrühstückt? Das wär wichtig. Ich bin ein einziges Mal während einer OP umgekippt. Bei solch einer nämlich", informierte Mara mich, während sie mir zeigte, wie man sich OP-Hauben auch so aufsetzen konnte, dass man nicht wie eine Seniorin im Therapiebad aussah.

Gott sei Dank hatte ich ausreichend getrunken und gegessen, und somit standen der Professor, Mara und ich nun dicht an dicht höchstwichtig am OP-Feld und entfernten der Frau gemeinschaftlich die Gebärmutter. Man stand doch recht verrenkt dort, musste ich feststellen. Ich natürlich mehr als andere, weil ich permanent Angst hatte, etwas falsch zu machen. So eine Gebärmutter war „unschwanger" wirklich nicht groß. Vielleicht zehn oder fünfzehn Zentimeter lang, würde ich jetzt mal sagen.

„Nehmen Sie die mal in die Hand!", forderte mich der Professor auf. „Damit Sie so was mal in der Hand gehalten haben!"

Ich wagte nicht zu widersprechen. Kurze Zeit später stand ich tatsächlich als zweite Assistentin im OP-Bericht.

Als Nächstes erwartete mich an der Seite von Philip eine Ablatio, kurz gesagt das Amputieren einer Brust. Man hätte direkt im Anschluss einen Brustaufbau vornehmen können, damit die Frau nicht ohne Brust wieder aufwachen musste, aber weil während einer einzigen OP zwei Schritte nicht von den Krankenkassen bezahlt werden und sich ein solches Vorgehen für das Krankenhaus außerdem nicht rechnete, wurde das nicht gemacht. Ein Unding, wie ich fand. Mich fragte aber keiner.

Philip zeigte mir, wie man eine OP steril vorbereitet. Dabei rotzte er immer wieder leidenschaftlich hoch, lehnte ein Taschentuch aber dankend ab.

Die Zeit drängte etwas und Philip bellte mir Anweisungen entgegen. Es half alles nichts: Bei der Brustamputation musste ich mich zum ersten Mal hinsetzen.

Ein beliebter Anästhesistenscherz, den ich nicht erkannte, tat sein Übriges. Es wurde nämlich ganz entsetzt die Frage an den Operateur gestellt: „Was machst DU denn da? Das ist doch die FALSCHE Seite!"

Alle lachten, doch ich hatte bereits die Anklage vor Augen gehabt: „Gynäkologe trennt falsche Brust ab."

Auch das sollte es ja geben.

Die nächste OP – eine weitere Gebärmutterentfernung – absolvierte ich mit dem NZO und der Oberärztin B. Ich kannte sie schon aus dem Kreißsaal und übertreibe nicht, wenn ich sage: Ich liebte sie. Wenn sie anwesend war, konnte nichts, aber auch gar nichts passieren. In meinen Augen war sie die allerschlauste und kompetenteste Ärztin unter der Sonne und ein absoluter Blitzmerker. Sie war eine von der Sorte, die optional auch beim FBI arbeiten konnte, weil sie Zusammenhänge in einer Geschwindigkeit erkannte, die schon nicht mehr menschlich war. Ich hatte also höchste Achtung und größten Respekt vor ihr.

Dabei war sie meist absolut muffelig, vor allem morgens. Man musste Glück haben, ein halbwegs beherztes „Guten Morgen" von ihr zu hören. Sie war die Einzige, der ich das zugestand. Ich hätte sie selbst dann noch angebetet, wenn sie mir kräftig eine gescheuert hätte.

Während der OP forderte sie mich auf: „Nun nehmen Sie die mal in die Hand, damit Sie so was auch mal richtig gefühlt haben!"

Ich wollte kein „Kenn ich schon, kenn ich schon ..." raushauen, sondern betastete tapfer auch diese Gebärmutter ehrfürchtig ... und leise würgend.

„Morgen ist Muttertag!", sagte sie zum NZO, während sie operierten.

„Aha", antwortete der NZO.

„Du wusstest das gar nicht, oder?", fragte sie ihn.

„Ich glaube, DER hat überhaupt gar keine Mutter, die hätte ihm nämlich Manieren beigebracht!", hätte ich am liebsten gesagt. Aber die zwei hatten scharfe Gerätschaften in der Hand. Die wollte ich lieber nicht in meinem Gesicht wissen – und hielt meinen Mund.

„Nö, ich hab da echt nicht dran gedacht. Ist das nicht eine Erfindung der Floristen?", fragte der NZO.

„Nein, das kommt aus der NS-Zeit", antwortete Frau B. Ich sag's ja, diese Frau wusste alles, in jeder Lebenslage. Dann grinste sie und sagte:

„Da hast doch gerade DU was zu feiern."

Der NZO war tatsächlich jemand, der vielleicht nicht politisch aktiv in dieser Form von Liga spielte, aber gedanklich in jedem Fall. Er wurde dann auch ein wenig rot.

Bei den Eingriffen, die ich bislang gesehen hatte, war ich erstaunt darüber, wie groß das Feld der Gynäkologen war. Ich, als kleine Hebammenschülerin, hatte natürlich nicht über den Kreißsaal und die Wochenstation hinausgedacht. „Den Rest" der Gynäkologie stellte ich mir bis vor dem OP-Einsatz als verschwindend gering vor.

Dabei war es genau umgekehrt: Der Kreißsaal, die Geburtshilfe, das war eigentlich „der mickrige Rest" vom Ganzen – aber ein sehr schöner Ausgleich, wie mir einige Gynäkologen mitteilten. Ich fühlte mich in meiner Berufswahl bestätigt, denn der OP wäre definitiv nichts für mich gewesen. Schon gar nicht auf Dauer.

Ich überlegte mittlerweile, wie die OP-Schwestern und die Ärzte zu Hause so lebten. Wie nähten sie ihre Knöpfe an? Mit einer Knopfnaht? Mit einer Hautnaht? Mit einer Tabaksbeutelnaht? Ich kannte die Unterschiede auch nicht so genau, aber ich wusste, dass es sie gab. Hatten sie zu Hause an der Eingangstür einen Steriliumspender, um sich beim Eintreten und Verlassen des Gebäudes die Hände zu desinfizieren? Ließen sie sich zu Hause beim Kochen die „Instrumente" auch anreichen? „Messer!", „Pfannenwender!", „Soßenkelle!"

Meine nächste OP, eine sogenannte Abortcurettage, bestritt ich mit der stets nölenden Dina, was mir den Tag nicht gerade versüßte. Dina meckerte schon wieder, meine Gedanken waren aber ganz woanders. Eine Curettage bedeutete nämlich, dass eine Frau, die in frühen Wochen eine Fehlgeburt hatte, meist noch Gewebereste der Fruchtanlage in der Gebärmutter behalten hatte. Damit sich das – so die Angst der Ärzte – nicht entzündete, wurde die Gebärmutter „aufgeräumt" und „saubergemacht".

Abort hieß Fehlgeburt, und Curettage war die Art des „Aufräumens".

Wenn im Kreißsaal Frauen betreut wurden, die eine spätere Fehlgeburt hatten, war das eine emotionale Sache. Es wurde viel gesprochen, es wurde viel Herzblut in den Abschied hineingelegt. Aber
hier war das anders. Die Frau konnte einem nicht mehr sagen, wie
traurig sie war. Sie wurde narkotisiert in den OP geschoben, der Eingriff wurde vorgenommen, und dann war sie wieder draußen.

Für die OP-Schwestern, die bei solchen Eingriffen dabei waren, war
es sicher eine Art Selbstschutz, sich gedanklich nicht weiter mit den
ganzen Traurigkeiten auseinandersetzen zu müssen. Für mich wäre
das nichts gewesen. Ich setzte mich sehr gern mit den Schicksalen
der Frauen auseinander, jedoch ohne sie zu sehr in mein Herz zu
lassen.

Und noch immer: Der OP – nichts für mich …

Bald ging es für mich mit OP-Pfleger Philip wieder in den Hand-OP.
Der war ja, wie gesagt, nicht so wirklich meins.

Eine Frau hatte Arthrose im Handgelenk. Der Handchirurg zeigte
mir voller Begeisterung Sehnen, Gelenke und sogar NERVEN! Ich
hätte nie gedacht, dass man Nerven sehen kann, aber wenn der
Operateur mich nicht angelogen hatte, habe ich tatsächlich Nerven
gesehen. Wow! Und natürlich auch den Knochen.

„Aber hier, guckensema", begann der Chirurg und zog den Daumen hin und her. „Total instabil das Ganze hier. Das fixieren wir mal
schön. Den Bohrer bitte."

Ich flitzte raus und schubste Philip von seinem Stuhl.

„Sorry, ich muss mich hinsetzen. Das ist ja eklig", würgte ich hervor.

Philip rotzte verständnisvoll hoch und fragte erstaunt:

„Aber so einen Bauch kannst Du wiegen gehen?"

„Ich glaube, ich kann alles. Bloß keine Hände …"

Dennoch: Ich blieb im Hand-OP. Denn es stand eine weitere Operation an.

Es war eine OP, bei der ich eigentlich keine Bedenken hatte, zusehen zu müssen, denn ich fand sie auch aus geburtshilflicher Sicht interessant.

Es handelte sich um das sogenannte Karpaltunnelsyndrom. Das war eine Erkrankung in der Hand, die es erschwerte bzw. unmöglich machte, ein Glas in der Hand zu halten. In der Schwangerschaft konnte es zu solch einem Befund kommen, wenn sich in einem bestimmten Bereich in der Hand Wasser ansammelte. Nach der Schwangerschaft dauerte es noch einige Wochen, bis das Wasser aus der Hand verstoffwechselt und ausgeschieden war, aber dann war alles meistens wieder gut.

Wenn man „unschwanger" an einem Karpaltunnelsyndrom litt, konnte man mittels einer OP Abhilfe schaffen. Man weitete, wenn ich das richtig verstanden habe, den Kanal, in dem die entsprechende Sehne langlief, und dann funktionierte alles wieder. Die OP fand im unteren Teil der Handinnenfläche statt.

Die Vorbereitungen wurden also getroffen und ich suchte mir einen Platz, an dem ich vernünftig gucken konnte, ohne zu stören. Ich konnte aber, obwohl ich wirklich direkt in der ersten Reihe stand, nichts richtig erkennen.

Das OP-Licht schien mich zu blenden, und ich suchte mir einen neuen Platz. Es war egal, wo ich stand, es schien mich überall zu blenden, und es wunderte mich sehr, warum die beiden Operateure alles so gut sehen konnten.

Ich wusste nicht, wie viel Zeit vergangen war, aber ich merkte auf einmal, dass mich nichts mehr blendete und ich insgesamt so ziemlich überhaupt gar nichts mehr sah, nur noch schwarze Flecken. Irgendwas schien mir auf den Hals, das Herz und die Lunge zu drücken. So hatte ich das noch nie erlebt. Ich vermutete, kreislaufmäßig gerade nicht auf der Höhe zu sein, und strebte den Weg aus dem OP an.

Mein Gedanke war: „Komm nirgends ran. Sonst wird alles unsteril und es gibt ein Mordsgeschimpfe." Doof nur, dass ich kaum etwas sah. Es gelang mir, wie auch immer, den OP zu verlassen, ohne irgendwo heranzukommen, vielleicht hatte es auch einfach niemand bemerkt. Es rauschte nur.

Ich weiß nicht, wie lange ich da so vor dem OP saß, aber irgendwann hörte ich ein „Kann mal jemand kommen?", und einer der Anästhesisten erschien.

„Anna-Maria? Ist dir schlecht?", sagte er.

Es rauschte weiter. Ich konnte nichts sagen. Es drehte sich alles, es pochte. Es war gruselig. Es war ein Hin und Her zwischen Irgendwo und Nirgendwo. Ich war ein einziges Zittern, ein einziges Rauschen. Ein einziges Atemgeräusch. Und eine einzige Peinlichkeit. Jemand legte mir eine Maske mit einer Tüte daran vor den Mund. „Wie seh' ich bloß aus?", dachte ich, während es einfach weiterzitterte. „Nun lieg ich hier, zittere, heule und meine Wimperntusche zieht ihre schwarzen Bahnen über mein Gesicht. Oh nein, bitte, bitte, bitte nicht ..."

Eine Weile später saß ich auf einem Stuhl mit einem Badelaken aus dem Wärmeschrank.

„Du atmest jetzt aber prima", lobte mich Steffen, der Assistenzarzt der Anästhesie. Das hörte sich komisch an. Normalerweise zeigte doch ICH als Master of Atmen den Frauen, wie man richtig atmete.

„Ich bringe dich jetzt mal ins Wachzimmer, damit wir dich noch im Blick haben."

Dort wurde ich an eine automatische Blutdruckmanschette und ein Pulsoxymeter angeschlossen.

„Hier ist eine Hebammenschülerin für dich, Eva!", informierte Steffen die Krankenschwester im Wachzimmer. „Die ist ein bisschen kollabiert."

Und das nur wegen einer zu operierenden Hand?

„Käffchen mit Zucker?", fragte mich der Oberarzt der Anästhesie.

„Ja, mit viel Milch ...", schluchzte ich.

„Oh nein, bitte weinen Sie nicht", bat er mich.

„Es heult von ganz alleine ...", schluchzte ich.

OP und NZO – beide nichts für mich ...

Etwas Unglaubliches war geschehen: Der NZO glotzte mir nicht mehr auf die Brüste! Er hatte wohl bemerkt, dass sich wachstumstechnisch auch durch sein Herumgestiere tatsächlich nichts mehr tat.

Dafür hatte er sich was anderes Tolles überlegt: „Mensch, Philip. Du bist ja so gut gelaunt in letzter Zeit. Na, Philip? Warum pfeifst du denn immer so fröhlich rum hier in den letzten Tagen? Haste dich verliebt? Na? Na? Philip? Nun sag doch mal, Philip!", mit einem verschwörerischen Seitenblick auf mich, bei dem er sich unbeobachtet fühlte.

„Vergiss es, Alter, ich pfeife bereits seit einem Jahr hier rum!", antwortete Philip und zog noch einmal zur Bestätigung hoch.

Der NZO entfernte wieder eine Gebärmutter. Mit ordentlich vielen Tumoren drin.

„Hier, nehmen Sie mal!", sagte er mir. „Damit Sie so was mal in der Hand gehalten haben!"

Ich nahm gehorsam auch diese Gebärmutter in die Hand, die in etwa die fünffache Größe einer gesunden Gebärmutter hatte, und legte sie schnell in Formalin ein.

„Ich hab 'nen geilen Schwarzbock geschossen gestern! Davon gibt's kaum noch welche!", erzählte der NZO beim Zunähen.

Das konnte ich mir sehr gut vorstellen. Wenn der NZO ohne Sinn und Verstand in unseren Wäldern herumballerte, würde es bald bestimmt auch noch ganz andere Arten kaum mehr geben.

„Ich hab den zum Präparator gebracht, und dann häng ich mir den Kopf in mein Wohnzimmer. Sieht voll geil aus. Echt. So richtig geil."

Voll ekelhaft war das. So richtig ekelhaft. Wenn man mich fragte, jedenfalls. Während eine Assistenzärztin weiternähte, zog sich der NZO seinen sterilen Kittel aus, setzte sich im OP an den PC und surfte im Internet herum. „Guckt mal, der Porsche ist doch geil, oder? Den hol ich mir, glaub ich."

Irgendwie passte der NZO total ins Klischee ...

Der NZO ließ es anschließend wieder krachen. Wir hatten eine Operationstechnische Assistentin (kurz OTA) in Ausbildung im OP, die figurmäßig ohne Probleme durch einen sehr harten Winter gekommen wäre. Der NZO würdigte sie schon allein deswegen keines Blickes, und als sie dann irgendwann in die Pause ging, lästerte er, kaum, dass sie draußen war:

„Na, Hauptsache, erstmal was essen!"

Ich wusste gar nicht, wo ich hingucken sollte. Ich fand das eine Unverschämtheit. Aber so war er, der NZO. Die ganzen Krankenhausserien, die musste sich niemand ausdenken. Man musste nur mal ein paar Tage hier herumstehen und aufmerksam zuschauen.

„Wer in der Gynäkologie was werden will", belehrte mich der NZO, während ich noch damit beschäftigt war, ihn bescheuert zu finden, „der muss zwei Dinge tun: Forschen und sich spezialisieren. Wie ich zum Beispiel: auf Brüste. Die Geburtshilfe an sich ist eigentlich für uns Ärzte eher ätzend. Man steht daneben und dreht Däumchen, während die Hebamme die Arbeit macht. Letzten Endes ist es bei einer Geburt doch so: Es stinkt, es ist laut und die Frauen schreien rum. Keinem Gynäkologen macht das Spaß. Ist doch so, finden Sie nicht?", fragte er mich.

„Nun ja. Sicher", sagte ich.

Noch 179 Tage bis zur Hebamme

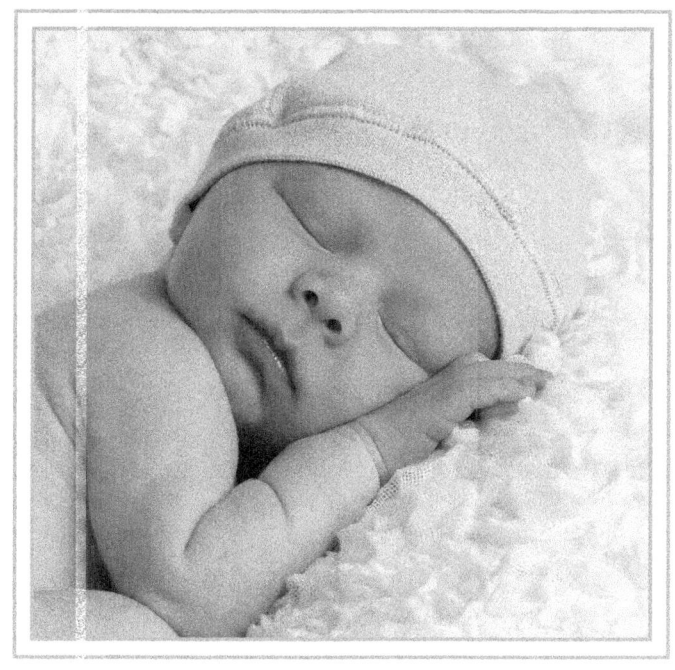

Nun waren es noch 179 Tage, bis ich das Stück Papier in den Händen halten würde, das mich zur „Hebamme" machte.

Mein geliebter Kreißsaal, in dem ich meine Examensgeburt absolvieren würde, hatte mich wieder. Ich war wirklich froh darüber, und ich freute mich auch über Eva. Ja, über DIE Eva. Über Spülen-Eva. Über die berühmte Mir-wird-schlecht-wenn-ich-sehe-wie-du-ein-CTG-anlegst-Eva. Eva und ich waren nämlich mittlerweile SO.

Bei meinem ersten Dienst nach der Rückkehr stand eine primäre Sectio an.

Diesen Dienst hatte ich mit Eva. Ein gewisser Respekt vor Diensten mit ihr war geblieben, das musste ich sagen, aber die acht Stunden an jenem Tag gingen über die Bühne, ohne dass ich in die Spüle gerufen wurde.

Ich war erstaunt.

„Du hast mich nicht einmal in die Spüle zitiert und die Plazententruhe musste ich auch noch nicht auslecken, Eva! Was ist geschehen? Oder hab ich es heute einfach tatsächlich mal gut gemacht?", fragte ich sie.

„Na also hör mal", gab sie empört zurück und schüttelte den Kopf, grinste und ich bildete mir ein, sie wurde ein wenig rot. Wahrscheinlich weil Michelle, meine Freundin aus der Hebammenschulklasse, daneben saß.

„Gott sei Dank musste ich das alles noch nicht ertragen", sagte Michelle leise.

„Nein? Also wenn du das mal durchmachen musstest, gehst du mit Eva durch dick und dünn, ich sag's dir, Michelle!"

„Jetzt hör endlich mal auf damit!", sprach Eva. Tja, aber so war das. Ich verzieh alles und vergaß nichts.

In unserer Schule lief's meistens so ab: Zwei Minuten vor acht Uhr waren maximal drei Schülerinnen im Raum. Der Lehrer kam Punkt acht. „Huch, so wenige … Kommen noch welche?", wurde gefragt. „Mit Sicherheit", die Antwort. Zehn Minuten später erschienen fünf weitere Schülerinnen. „Die anderen kommen auch gleich!", wurde der Lehrer informiert. „Gut, dann warten wir am besten noch."

Weitere zehn Minuten später schlurfte der Rest herein. Nicht leise. Und schon mal gar nicht „Entschuldigung" sagend, sondern mit dampfenden Kaffeetassen und einem verärgerten Blick darüber, dass der Unterricht tatsächlich „schon" begonnen hatte. Dann wurde laut übers Wochenende gesprochen, übers Smartphone im Internet gesurft, schnell noch auf Facebook gepostet, dass man gerade voll ätzenden Unterricht hat und man „das Kotzen kriegen könnte bei dem Sackgesicht da vorne".

Wäre Eva unsere Lehrhebamme gewesen, hätte es niemand gewagt, später als 7:50 Uhr leise auf seinem Platz zu sitzen und dabei um Gnade zu winseln. Wäre jemand 8:01 Uhr in der Schule angekommen, hätte er, wenn überhaupt, zur kleinen Pause kleinlaut den Hörsaal betreten dürfen.

„Unterrichte bei uns!", bat ich sie. „Dann wär's im Unterricht mal leise, du kannst die Leute gut strammstehen lassen."

Sie grinste und guckte mich skeptisch an.

„Die wollen mich aber nicht", sagte sie.

„Glaub ich, Eva. du darfst auch erst im Unterricht den Wind von vorn anmachen und nicht schon vorher."

Merkte Eva, dass man gern etwas von ihr lernen wollte, war sie der beste Freund, den man sich vorstellen konnte. Sie verteidigte einen, wo es nur ging, und erklärte einem alles, wirklich alles, alles. Dazu musste man sich aber erstmal trauen, etwas von ihr lernen zu wollen. Primär gab es nämlich am Anfang nur eins, was man von ihr wollte: am Leben gelassen werden. Hatte man diesen Punkt aber überwunden, ging's eigentlich.

Dennoch, Eva drehte manchmal trotzdem durch. Und mir war's schon ein bisschen unheimlich, dass die ersten beiden Dienste mit ihr so völlig zwischenfallslos vorübergingen. Ich dachte schon, sie wäre „kaputt gegangen", aber sie funktionierte noch, wie ich feststellen sollte. Das hielt ihren Blutdruck oben.

Kurze Zeit später erlebte ich mein erstes Wiedersehen mit einer Frau, die ich schon einmal betreut hatte.

Im ersten Lehrjahr war ich bei der Geburt der kleinen Olga dabei gewesen. Ihre Mutter, Frau Sch., brachte sie binnen zehn Minuten auf die Welt. Vorher war sie noch mit ihrem Mann beim Gottesdienst gewesen, der so schön gewesen war, dass sie noch bis zum Ende dort geblieben waren. Mutige Einstellung beim vierten Kind. Sie hätte es direkt dort in der Kirche bekommen können. Vielleicht noch im Krippenspiel. Wäre ja praktisch gewesen.

Als sie sich kurz vor meinem Examen für die Geburt des fünften Kindes anmeldete, sagte sie zur Begrüßung an der Tür: „Sie kenne ich! Sie waren bei Olga dabei! Werden Sie auch wieder kommen?"

„Je nachdem, wie der Dienstplan so ist!", meinte ich. Denn einer Frau zu versprechen, dass sie mich zur Geburt anrufen könne, das wagte ich nicht. Eva würde das sicher rausbekommen und mich zum Gespräch unter vier Augen in der Spüle einladen. Da war ich nicht so scharf drauf.

Vier Wochen später klingelte es an der Tür. Frau Sch. und ihr Mann kamen in den Kreißsaal. Von ihren roten Bäckchen her zu schließen war ich mir sicher, dass sie das meiste der Geburt bereits hinter sich hatte. Aber sie rief glücklich: „OTTMAR! EIN WUNDER! SIE IST HIER! SIE IST HIER!"

„Guten Tag, ich bin Hebammenschülerin Anna-Maria Held, und übrigens bin ich der Messias der Geburtshilfe ...", dachte ich. Gleich gefolgt von: „Oh Gott, oh Gott, was soll man da sagen." Aber rührend war das schon.

Ich brauchte gar nichts sagen, sie fiel mir nämlich einfach um den Hals und ihr Mann auch und ich war mir sicher, dass, wenn ich sie nicht sofort in ein Entbindungszimmer bringen würde, wir das Kind auch auf dem Flur hätten bekommen können. Am Bett stellte ihr Mann erstmal ein Abbild von Maria auf, sie waren beide sehr gläubig. Ich glaube, sie durften nicht verhüten und würden daher mindestens noch weitere fünf Kinder kriegen. Das glaubte ich wirklich.

„Können Sie noch mal untersuchen? Es ist bestimmt weitergegangen", bat Frau Sch.

„Drückt's denn mehr?", fragte ich, denn jede unnötige vaginale Untersuchung wollte ich wegen der Infektionsgefahr vermeiden. Und wirklich schön war das ja für keine Frau.

„Nein!", sagte sie.

„Dann lass ich das mal. Legen Sie sich doch mal gemütlich hin oder auf die Seite oder trinken Sie einen Tee!", empfahl ich.

„Nein, ich möchte gleich mein Baby haben!", sagte sie voll froher Erwartung, nach wie vor bereit zum Absprung auf ihrer Entbindungsschanze.

„Können Sie JETZT noch mal untersuchen?", fragte sie zwei Minuten später.

„Drückt's denn JETZT mehr?", fragte ich.

„Nein, also JA SEHR!", versuchte Frau Sch. ihr Glück.

Anja, die diensthabende Hebamme, war gerade bei einer Geburt nebenan beschäftigt, aber alleinlassen, um mir eine Zweitmeinung zu holen, konnte ich diese Frau auch nicht. Wenn die Fruchtblase jetzt gesprungen wäre, hätte ihr Kind sicher vor dem Bett eine Bruchlandung hingelegt.

Als Emma, die Ärztin kam, eröffnete sie die Fruchtblase, noch bevor ich meine Handschuhe anhatte und Frau Sch. presste. Eva hatte mir zwar einmal gesagt, dass jede Hebamme einmal in ihrem Leben eine Geburt ohne Handschuhe gemacht haben müsse, aber danach war mir ehrlich gesagt nicht so richtig und ich schaffte es, mir selbige noch ganz schnell überzustreifen.

Anja hatte Emma gesagt, dass ich das mit ihr allein machen solle.

„Hören Sie auf zu pressen, hecheln Sie mal!", flehte ich die Frau fast an.

„Na gut!", sagte sie enttäuscht. Ich aber dachte: „Niemand steht mir gegenüber. Ob das so eine gute Idee ist? Aber dieses Kind hier zu bekommen wird keine Zauberei sein. Ich muss es nur auffangen ..."

Und als Frau Sch. sagte „Wehne kommt, darf ich?", brauchte ich nur „Na gut, dann los" sagen.

Eine Minute später kam Elisabeth zur Welt. Meine erste Alleine-Geburt. Wow. Und alle waren am Leben. Was wollte man mehr?

Ich war aus dem Häuschen, als hätte ich gerade die Welt gerettet oder eine Handgranate mit meinem Körpereinsatz daran gehindert, zu explodieren. Als Lotte zum Dienst kam und ich ihr vor Freude fast hyperventilierend von meinem „ersten Mal" erzählte, grinste sie, schüttelte den Kopf und sagte „Mann oh Mann, krieg Dich wieder ein."

MAN WIRD SICH WOHL MAL FREUEN DÜRFEN!

Für meinen nächsten Einsatz wünschte ich mir eine Spontangeburt mit einer Hebamme zusammen, als Vorbereitung auf die Examensgeburt.

Dieses Glück war mir leider nicht vergönnt, sondern ich erlebte ein Déjà-vu mit einer Frau, die kaum Deutsch sprach. Sie bekam ihr drittes Kind.

Frau J., so hieß sie, gab mir zu verstehen, dass ich bloß niemanden anrufen solle. Ich war ein wenig ängstlich, vor allem, als sie anfing zu schielen wie ein Weltmeister, auf ihr Genital zeigte und „Kind kommt!" rausbrachte. Tatsächlich, obwohl in der Untersuchung davor davon in keinster Weise auszugehen war. Das war ja quasi eine Express-Fahrstuhlfahrt, die das Kind da vollzog.

„IN DER EINS KOMMT DAS KIND!", brüllte ich, damit zumindest wieder Emma dabei wäre. Sie kam zur Tür hereingestürzt, und das Kind kam zur Welt. Und wieder waren alle am Leben, ich freute mich wie verrückt. Aber ich hütete mich, über diese Freude auch nur ein Sterbenswörtchen zu verlieren.

„Wie heißt Ihr Baby? Es ist ein Mädchen!", fragte ich.

„Nix weiß. Muss sagen Mann."

Emma ging wieder und ich wartete auf den Mutterkuchen. Währenddessen kam Carlos, der Assistenzarzt, herein. Er machte den schlimmsten Fehler, den ein Arzt in unserem Kreißsaal überhaupt machen konnte.

„Guten Tag! Carlos ist mein Name! Herzlichen Glückwunsch! Was ist es denn?" sprach er.

„Bist du wahnsinnig, lieber Carlos?", flötete ich. Frau J. sollte an meinem Tonfall nicht erkennen, dass ich Carlos für diesen Fauxpas am liebsten durch die geschlossene Fensterscheibe geworfen hätte.

„Wieso?"

„Schau mal, worauf ich noch warte. Du hast der Frau vor der Plazentageburt gratuliert", flötete ich wieder. Und DAS war wirklich ein Vergehen, auf das die Todesstrafe stand. Man gratulierte NIEMALS vor der Plazentageburt, denn die Geburt war erst mit der Geburt der vollständigen Plazenta vorbei. Und NIEMALS gratulierte man vor der Hebamme bzw. vor der Hebammenschülerin. NIEMALS.

Carlos schaute schelmisch und sagte nur: „Ach watt." Und ging raus.

Fünf Minuten später kam er wieder rein, da war die Plazenta geboren, ich hatte sie bereits auf Vollständigkeit untersucht und für Carlos eingepackt zur Seite gelegt. „Schau mal, Carlos, JETZT ist die Nachgeburt da, und JETZT werde ICH der Frau gratulieren!", flötete ich wieder. Carlos wurde zumindest ein wenig rot und gratulierte Frau J. dann auch noch mal.

Also: Wer angehende Kreißsaalgynäkologen kennt, sollte das einmal erwähnen. Wäre ich Eva gewesen, wäre Carlos nicht mehr am Leben ...

Frau J.s verärgerte Schwägerin kam nun in den Kreißsaal geschnauft.

„Ich habe in allen Krankenhäusern angerufen! Ich wollte doch bei der Geburt dabei sein! Warum haben SIE mich nicht angerufen?", fragte sie.

„Ich hatte nicht den Eindruck, dass Ihre Schwägerin überhaupt jemanden dabei haben wollte", sagte ich. „Das ist allein ihre Entscheidung." Aber im Kulturkreis von Frau J. war das wohl ein wenig anders.

Ich hatte dann irgendwann endlich praktische Examensprüfungen. Die erste war eine Wochenbettuntersuchung, bei der mich die Patientin Frau H. vorher fragte, ob sie mir während der Prüfung Fragen stellen dürfe oder lieber nicht. Alles lief prima. Anschließend die Untersuchung des Neugeborenen, ebenfalls problemlos. Und nachmittags die Aufnahme einer Schwangeren im Kreißsaal zur Geburtsanmeldung. Es war eine recht humorlose Frau. Leider. Aber sie sprach meine Sprache, was in meinem Lieblingskreißsaal nicht immer gewährleistet war. Manchmal konnten die Frauen nicht viel mehr als „Ich nix Deutsch." Da war mir die humorlose Frau Traurig – die hieß echt so – schon lieber.

„Ich habe jetzt Examensprüfung und bin etwas aufgeregt", sagte ich. Sie guckte mich leicht angeekelt an.

„Dann hoffe ich mal, dass alles gutgeht", war ihre Antwort.

Während der Prüfung hatte ich immer Angst, die Prüferinnen könnten übersehen haben, dass ich meine Hände zwischen den einzelnen Arbeitsschritten desinfiziert hatte, und tat das deshalb permanent. „Haben Sie sich vor der Frau geekelt?", fragten sie mich hinterher. Offenbar hatte ich übertrieben. Ich dürfe „die Sektkorken knallen lassen", sagten sie, was mir verriet, dass ich zumindest diesen Teil bestanden hatte. Vielleicht aber rieten sie mir auch nur mal, ein bisschen lockerer zu werden und meinen Waschzwang hinter mir zu lassen.

Was hatte ich also bislang gelernt? Zum Beispiel ...

Neben einer Plazenta frühstücken – das sagte meine Kollegin Lotte zumindest. Mein Onkel Uwe fand es sehr eklig, wenn ich ihm so etwas sagte, und er hoffte sehr, dass ich nach dem Examen nicht komplett abgestumpft und noch gesellschaftsfähig sein würde. Tja nun, wir würden sehen.

Wimperntusche auftragen, ohne dass ich dabei den Mund aufmachte – ich war auf effizientes Arbeiten konditioniert worden, unnütze Arbeitsschritte wurden nicht mehr durchgeführt!

Acht Stunden ohne Essen und Trinken auskommen, und sogar ohne Klo (was man allerdings nach derartiger Abstinenz auch nicht wirklich brauchte).

Ein paar Tage später kam eine Frau zu uns, die drei Tage zuvor einen Blasensprung gehabt hatte, aber keine Wehen bekam. Somit sollte sie bei uns einen Kaiserschnitt bekommen, fand ihr Gynäkologe. Das hatte den Hintergrund, dass man einer aufsteigenden Infektion vorbeugen wollte, die die Gesundheit von Mutter und Kind beeinträchtigen konnte.

Ein Anästhesist, aus dem ich niemals schlau wurde, führte die Aufklärung für die Rückenmarksnarkose durch. Ich wusste, dass es gehässig war, aber insgeheim nannte ich ihn „den Frosch", auch wenn, was den Teint anging, noch Potenzial vorhanden war.

„Guten Tag! Mein Name ist Dr. K, Sie haben Glück! Ich bin nämlich der beste Anästhesist im Haus!", sagte er gut hörbar, während meine Kollegin Martha und ich am Schreibtisch saßen, um Geburtsverläufe zu dokumentieren. Vielleicht guckte er zu oft „Scrubs" und meinte, das sei das echte Krankenhausleben?

Dann kam der beste Anästhesist der Welt wieder aus dem Zimmer, stellte sich neben mich – ich schrieb wohlgemerkt, und zwar keine SMS oder private Mail – und sprach tatsächlich: „Lass mich mal dahin. Ich kann besser im Sitzen schreiben."

Ich stand auf, Marthas Kinnlade klappte auf den Tisch. Ich kniete mich auf den Boden und sagte: „Gut, ich schreibe dann einfach im Knien, ICH kann das nämlich. Aber für den weltbesten Anästhesisten kann man ja ruhig aufstehen, nicht wahr?"

Und der Frosch merkte einfach GAR NICHTS. Wie bei „Scrubs".

An diesem Wochenende meldete sich ein Pärchen zur Geburt an.

Als ich den Mann nach seinen Vorstellungen befragte, sagte er: „Ich bin ein ganz fürchterlicher Hypochonder! Jede Woche gehe ich zum Arzt, weil ich Angst davor habe, Krebs zu kriegen. Neulich hat es hier", er zeigte auf seine Luftröhre, „gezwackt, da dachte ich, ich habe Luftröhrenkrebs. Und dann hat es irgendwann hier im Bauch so wehgetan, ich war mir sicher, jetzt hab ich Darmkrebs."

„Ich verstehe Sie total!", sagte ich. Was stimmte. Mein Pflegeeinsatz in der chirurgischen Klinik lag zwar etwas zurück, daher war es etwas besser geworden, aber erst letztens hatte ich solche Magenschmerzen verspürt, dass ich nichts anderes als einen Magendurchbruch oder differenzialdiagnostisch einen Darminfarkt in Erwägung gezogen hatte.

Als ich davon meiner Hausärztin erzählte, grinste sie und meinte: „Ja, es KANN nichts anderes sein."

„Was kann man denn krebsprophylaktisch machen?", fragte er.

Gerade mich.

„Rauchen Sie nicht, trinken Sie nicht so viel, machen Sie Sport und ernähren Sie sich vernünftig. B-Vitamine, frisches Obst, frisches Gemüse. Und Sie?" Ich wandte mich seiner Frau zu – der Schwangeren und eigentlichen Hauptperson. „Möchten Sie stillen?", fragte ich. Ja, sie wollte. „Wenn Sie sechs Monate ausschließlich stillen, ist das auch eine Brustkrebsprophylaxe."

Ich konnte ihrem Mann ansehen, dass er das Stillen am liebsten übernehmen wollte, damit er keinen Brustkrebs kriegte.

Ein anderes Paar hatte auch Probleme. Ungleiche Erziehungsansichten nämlich. Die Frau, die sich zum Kaiserschnitt anmeldete, weil sie bereits zwei davon hinter sich hatte, kam mit ihrem Mann und ihren beiden Kindern. Die Kinder waren zwei und vier Jahre alt und man konnte in ihrer Anwesenheit kein Wort in Zimmerlautstärke wechseln. Sie schrien in einer Tour herum, sprangen auf dem Bauch der Frau herum und ließen sich nicht mal davon beeindrucken, dass ich sie da herunternahm.

Der Vater, dessen Gesicht eigentlich nur aus Bart bestand, fand das alles lustig und nicht weiter schlimm.

„Ach Mensch, ich möchte so gern mal meine Ruhe haben und auch mal wieder in Ruhe schlafen. Die Kleine kommt jede Nacht in mein Bett und schreit, ich kann nicht mehr!", sagte die Schwangere genervt.

Die Kleine war die Vierjährige.

„Mein Schatz!", wandte sich der Vater an seine Älteste. „Meinst du nicht, es wäre sinnvoller, wenn ihr beiden hier nicht so einen Krach machen würdet?", fragte er.

Meine Ader am Hals pochte und ich hoffte, dass keiner das sah.

Die Kinder blieben unbeeindruckt. Erstaunlicherweise auch von dem unglaublich lukrativen Deal, der nun folgte:

„Mein Schatz, was hältst du davon, wenn du mal wieder EINE Nacht in deinem Bettchen schläfst? Hm? Pass mal auf, was der Daddy (!) dir vorschlägt. Für jede Nacht, die du in deinem Bettchen schläfst, gibt Daddy (!!) dir 1 Cent (!!!). Was hältst du davon?"

Nichts hielt der Schatz davon. Weder von Daddys Worten noch von dem Hungerlohn. Da kriegten die Hilfsarbeiter auf den Spargelfeldern ja mehr!

Ich fand, der Kreißsaal war nichts für Kinder. Für den Tag der offenen Tür gern. Aber nicht, wenn's da geburtshilflich zur Sache ging, in welcher Form auch immer. Ich fand nicht mal, dass Kinder bei einer Schwangerenanmeldung dabei sein mussten. Man hatte keine richtige Ruhe. Die Mütter guckten ewig auf die Uhr und redeten eigentlich mehr mit ihren Kindern als mit den Hebammen oder den nackten Würmern, die Hebamme werden wollten. Und wenn dann noch die Väter mit dabei waren, die nach fünf Minuten genervt fragten, wie lange es noch dauerte, hätte ich am liebsten vorgeschlagen, dass alle ohne Babybauch in der Cafeteria ein Eis essen gehen sollten.

Es war ein sehr persönliches Gespräch, so eine Anmeldung. Manches – manchmal auch schwere Schicksalsschläge – musste man fachlich leider genau hinterfragen, weil es geburtshilflich relevant war. Und über manches wollen die Frauen gern noch mal reden, um es loszuwerden oder um ungeklärte oder bisher ungestellte Fragen beantwortet zu wissen. Ich war immer gern dafür, die Familie einzubeziehen. Aber nicht um jeden Preis und nicht in der Situation. Wenn ein Geschwisterkind geboren wurde, war es das Schönste auf der Welt, wenn der große Bruder oder die große Schwester es kurz nach der Geburt besuchen durfte. Aber wie gesagt, alles hatte auch eine Grenze.

Eines Tages betreute ich eine Frau im Kreißsaal, bei der die Geburt schon losgegangen war, aber es sah so aus, als dauerte es noch ein paar Stunden. Ihre Schwägerin war mit dabei und das fünfjährige Kind der Schwägerin auch.

Die schwangere Frau weinte vor Erschöpfung und Schmerzen, und das Kind war völlig verängstigt. Etwas bestimmter bat ich die Schwägerin, mit ihrem Kind rauszugehen und das Kind den Kreißsaal nicht mehr betreten zu lassen. „Sonst werden Sie niemals Tante!", sagte ich. Der Vater des Kindes saß draußen, aber er fand es total gut, dass seine Kleine so was mal sehen würde. Mit fünf?

Schließlich brachte die Schwägerin ihre Tochter wieder rein, die dann live mit ansehen musste, wie die schwangere Frau spuckte und nicht mehr aufhören konnte. Sie stand weinend vor ihrer schwangeren Tante und verstand die Welt nicht mehr.

In einem geeigneten Moment nahm ich Schwägerin und Kind vor die Tür. Beiden Eltern machte ich unmissverständlich klar: „Einer von Ihnen beiden fährt mit dem Kind jetzt bitte nach Hause und erklärt ihm vorher noch KINDGERECHT, dass es keine Sorge haben muss. Es wird noch Stunden dauern, und die Kleine kann sich das Baby morgen ansehen, dann ist es genauso frisch wie nachher."

Schwierig war das manchmal. Wirklich. Man musste nicht alles tabuisieren, aber die nackte Wahrheit musste man Kindern auch nicht entgegenknallen.

Das Examen rückt noch näher

Der Startschuss für die Examensgeburten war gefallen. Es konnte also losgehen. Jederzeit. JEDERZEIT! Eines hatte ich dabei nicht sofort bedacht: Die Lehrhebammen mussten auch willens sein … waren sie nur leider fast nie.

Die außerhäusigen Kreißsäle sollten an drei Wochenenden ihre Examensgeburten ableisten. Während des ersten wollte leider kein Kind geboren werden. Kein Kind, keine Geburt, keine Examensgeburt. Höhere Gewalt also. Am zweiten Wochenende wurde die Lehrhebamme krank. Kurz vor dem dritten Wochenende ließ sie ausrichten, dass sie sich nicht so gut fühle, sie sei ja auch nicht mehr die Jüngste und wir sollten irgendwie zusehen, dass wir das in den Wochendiensten hinkriegten, sie würde sich dann nämlich Veronikas (auch das noch) Auto leihen.

Damit nicht genug: Mehrere Wochentagsgeburten gingen an mir vorbei. Die erste potenzielle Examensgeburt entband so schnell, dass ich erst nach Geburt des Kindes angerufen wurde. Bei der nächsten Geburt war es so, dass die Lehrhebamme nicht so genau wusste, ob und wie sie käme. Sie würde sich noch mal melden.

Ach, und was war mit Veronikas Auto? Hatte sie vielleicht gesagt: „Wenn die blöde Held Examen macht, kannste mein Auto aber vergessen"? Bestimmt hatte sie das! Als die Frau bereits beim Pressen war, verkündete die Lehrhebamme, sie könnte den Zug um kurz vor acht nehmen. Aber da brauchten wir sie dann auch nicht mehr.

Während der Examensgeburt, die ich danach hätte machen können, begann das Baby ein pathologisches CTG zu entwickeln, die erste MBU – eine Blutuntersuchung aus dem Köpfchen des Kindes – musste her. Kein schöner Start für eine Examensgeburt, weshalb ich zu Hause blieb und Anatomie lernte, weil ich auf Geburtshilfe selbst in der Theorie keinen Bock mehr hatte.

Ich telefonierte mit Lehrhebamme Nr. 2, der Strukturierteren von den beiden. Sie versprach mir, das Thema Examensgeburt mit mir noch im Dezember abzuhandeln.

Ey Alter, ich will ne PDA!

Eine 18-jährige Zweitgebärende kam wenig später in den Kreißsaal. Muttermundsbefund vier Zentimeter, sie schrie und fluchte. Und telefonierte.

„Ey Alter, wo is mein Handy? Aaaaaaaaaaaaaaaaaaaaaarrrrghh! ICH WILL NE PDA! SCHEISSE MANN! Hallo? Ja, bin gerade im Krankenhaus. Hab, glaub ich, Wehen. Kannste kommen? Ja, sag mal da Bescheid. Warte mal kurz. AAAAAAAAAAAAAAAAAAAAAAAAAAAAAAAA RRRRRRRRGH! Ja, mal gucken, ich komm dann nachher wieder, nä? Ja, tschüss."

Erstaunlich. Die Fruchtblase platzte, die Geburt schritt wirklich schnell voran. Zeit zum Telefonieren blieb ihr noch immer.

„Ich glaube, du brauchst gar keine PDA mehr, der Muttermund ist fast vollständig", versuchte ich sie aufzumuntern.

Lotte tötete mich mit Blicken.

„In solchen Fällen darfst Du gar nichts sagen, Anna-Maria, sondern musst sie einfach weitermachen lassen. Sie wird keine PDA mehr kriegen, aber solange sie glaubt, dass sie noch eine bekommt, wird sie nicht zumachen."

Schnell begriff ich und schnappte mir einen PDA-Aufklärungsbogen.

„Ich muss dir noch ein paar Fragen stellen, für die PDA."

Das Telefon klingelte schon wieder – und das Kind kam. Ohne PDA. Lotte hatte wie immer Recht.

„So, ich geh dann gleich, nä?", stellte die junge Mutter fest. Aber bei einer Frühgeburt, wie es in diesem Falle eine war, war es eher schlecht um „Jetzt-gleich-gehen-nä" bestellt.

„Scheiße, Alter. Oh Mann, ey. Haben die da auf dem Zimmer wenigstens Fernseher und Telefon? Ohne Fernsehen kann ich nicht einschlafen."

Ihre erste Tochter war zwei. Sie hatte mit 18 nun zwei Kinder, war gerade noch Schülerin auf einer integrierten Gesamtschule und nun Hausfrau und Mutter. Herzlichen Glückwunsch. Ihr Baby war so wahnsinnig niedlich und süß und tat mir gleichzeitig so unendlich leid.

Und das obwohl es dieses kleine Mädchen trotz aller sozialen Brennpunktproblematik vermutlich ganz gut haben würde, denn seine Eltern waren offensichtlich glücklich miteinander und planten zu heiraten. Die Mutter der jungen Mutter würde ein Auge auf das Ganze haben, und an Liebe würde es dem Kind nicht fehlen.

Dennoch. Der Zauber bei dieser Geburt fehlte. Das hatte ich noch nie so empfunden.

Einige Tage später betreute ich eine Vietnamesin in der Nacht. Weil nichts zu tun war, blieb ich die ganze Zeit bei ihr. Meine Kollegin Nancy ließ mich machen, wie ich wollte, erkundigte sich nach dem Verlauf und ich informierte sie über alles, was ich so vorhatte.

Frau N. arbeitete in Deutschland als Au-Pair-Mädchen und hatte dabei den 20 Jahre älteren Herrn B. kennengelernt. Sie wollte hier irgendwann mal Wirtschaftswissenschaften studieren. Nun freute sie sich erstmal aufs Mutterwerden.

Zwei Stunden verbrachten wir im Badezimmer, in dem sie badete, sich etwas entspannte und einfach jemanden zum Erzählen über Gott und die Welt haben wollte. Draußen stürmte und regnete es wie in der Nacht zu Selmas Geburt. Anschließend ging es ins Zimmer und dann kam auch wirklich bald das Kind.

Eigentlich wäre sie eine Kandidatin für eine PDA gewesen. Aber es war tatsächlich so: Je mehr Betreuung eine Frau unter der Geburt hatte, desto weniger Schmerzmittel brauchte sie. Sie biss sich allerdings die Lippen blutig und sah nach der Geburt aus wie Hannibal Lector nach einem kleinen Mitternachtsimbiss.

Bei dieser Geburt sollte mein erster Dammschnitt erfolgen, falls der nötig werden würde. Das, wovor ich mich so wahnsinnig fürchtete.

„Jetzt schneide mal!", sagte Nancy leise.

„Wo denn bloß ... Wann? Jetzt?"

Tausend Mal gesehen und nun die Nerven verloren. Ich hatte so eine Angst davor, dass ein Babyhändchen am Kopf liegen und ich vielleicht einen Finger abschneiden würde. Somit setzte ich nur einen kleinen Schnitt, bei dem sich mir wirklich alles zusammenzog.

„Nochmal!", sagte Nancy. Und ich schnitt nochmal und dann wurde Hermine geboren.

Carlos, der schlurfende, aber sehr geduldige Arzt, nähte mein Bogen-im-Zick-Zack-Kunstwerk ohne zu murren und erklärte mir hinterher mit Nancy: „Alles ist gut. Die erste Epi ist immer blöd. Niemand schneidet beim ersten Mal wirklich gut."

„Meinst du, ich könnte vielleicht einfach in Zukunft komplett darauf verzichten?", fragte ich vorsichtig. „Das wär vielleicht das Beste für die Frauen ..."

„NEIN!", wies mich Nancy scharf zurecht. „Da reißt es dann bis sonstwohin, wenn man wirklich eine bräuchte, und da ist man ewig am Nähen. Du schneidest eine, wenn du eine brauchst. Hier brauchten wir eine."

Meine zweite Episiotomie war dann tatsächlich etwas „netter", trotz stumpfer Schere. Und sie war „toll zu nähen", wie meine Kollegin mir sagte. Selbst wenn sie das nur sagte, um mir ein gutes Gefühl zu geben, ich liebte sie dafür!

Am nächsten Tag gab's bei uns Gulasch. Beim Schneiden hatte ich ein sehr unbehagliches Gefühl. Ich war mir nicht sicher, ob ich wirklich überzeugter Gulasch-Fan bleiben würde ...

Weihnachten ohne Gänsebraten

In der Nacht darauf beschloss ich, nie mehr Geflügel auszunehmen. Und das kam so: Drei gleichzeitig pressende Frauen lagen im Kreißsaal.

Eine davon kannten wir schon. Sie war bereits in den letzten Tagen fast täglich von ihrem Mann in den Kreißsaal gebracht. worden Die beiden waren Kosovo-Albaner und sprachen wenig Deutsch. Sie fast gar keins, er ein wenig.

Er kam mit den Worten: „Ich wollte die hier abgeben. Hat Wehen. Wär gut, wenn sie könnte bleiben, bis Baby da ist. Sonst ich muss immer wieder herkommen und wieder abgeben hier. Und auf Weg bis hier kann mit Auto ja auch Unfall und so passieren."

Stimmt. Vielleicht sollte ich auch selbst einfach in ein Bereitschaftszimmer in der Klinik ziehen. Damit mich kein Verkehrsunfall auf dem Weg zur Arbeit ereilte. Das hatte er sich fein überlegt.

Nach zehnmaligem Abgeben und wieder Mitnehmen kam es dann aber wirklich zur Geburt. Frau Sh. hatte schon zwei Kinder spontan geboren, aber bei der dritten Geburt gab es eine leise Abweichung zum Standardgeburtsverlauf. Und weil Dr. Sch. gerade drei Wochen Urlaub gehabt hatte und nicht ganz aus der Übung kommen wollte, was das Operieren anging, wurde leider das Sectiomesser gezückt. Weil die anderen beiden Frauen aber pressten und meine Kolleginnen bei denen waren, konnte Dr. Sch. ja nicht allein operieren.

Also befahl Dr. Sch., den Carlos aus Frisurgründen das gegelte Scheißerchen nannte: „Anna-Maria, wasch Dich ein." Und da die Nacht so turbulent gewesen war und sowieso schon nur daraus bestanden hatte, schnell noch dies und jenes zu machen und kurz ins Labor und schnell ein CTG und eben noch mal untersuchen und kurz hier eine Schmerzspritze und dort noch mal eben Schaukellagerung zu machen, sagte die kleine Hebammenschülerin nur: „Okay."

Ich hatte die ganze Nacht nichts gegessen und etwas müde war ich auch.

Das gegelte Scheißerchen fragte: „Aber du kippst nicht um, oder?"

Ich: „Ich kippe nur bei Hand-OPs um."

Ich weiß nicht, ob ihm das ein gutes Gefühl gab. So wusch ich mich ein, stand dem Oberarzt gegenüber am Tisch und hielt Haken, drückte von oben das Kind in die Hände des Oberarztes, assistierte bei der Naht, tastete die Gebärmutter von innen und sollte ein Statement dazu abgeben, ob sie nun leer sei usw.

Das war der Moment, in dem ich daran dachte, das Weihnachtsmenü nicht traditionell mit einer Weihnachtsgans zu gestalten, sondern mit fertig geschnittenem Fondue oder so.

Energisch schob ich den Gedanken beiseite und dachte fest an meine Hebammenfreundin Christine, die eigentlich im Grunde ihres Herzens eine Chirurgin war und dafür getötet hätte, wenn sie an meiner Stelle hätte sein dürfen. Ich machte also ein professionelles kompetentes Gesicht, obwohl mir nach Würgen und Kollabieren war. Meine Ernährungsgewohnheiten hat diese Erfahrung jedenfalls nachhaltig verändert.

Der Fachfrosch von der Anästhesie schaffte es bei der Sectio leider nicht, Frau Sh. eine Rückenmarksnarkose zu verpassen. Und weil er offensichtlich dachte, dass Frauen, die kaum Deutsch beherrschten, auch schwer hören konnten, brüllte er, während er ihr die Schultern tätschelte: „SO VALBONE! JETZT SCHLAFEN! NÄ? SCHÖÖÖÖÖÖÖN SCHLAAAAAAAAAAAAAFEN!"

Ich konnte nur den Kopf schütteln. Und der Fachfrosch quakte weiter und zog das Ganze in Vollnarkose durch.

Hinterher musste ich den Vater intensivpsychologisch betreuen. „Scheiße-Kaiserschnitt! Warum? Hat zweimal normal gekriegt und nun Kaiserschnitt? Warum denn? Kind ist schuld? Ja, meine Frau nix schuld, nä?"

„Niemand hat Schuld. Der liebe Gott wird sich dabei schon was gedacht haben."

„Ah. Gott also schuld? Nix Kind und Frau?"

„So ist es."

Als Herr Sh. seine Valbone schlafend sah, dachte er, sie sei tot, und brach in Tränen aus. Ich musste ihm tausendfach versichern, dass sie nicht tot sei, nur todmüde und bald wieder wie neu.

„Ehrlich?"

„Ja."

„Du mir versprechen?"

„Ja."

„Valbone nix tot?"

„Nein, sie atmet. Da ist man nicht tot."

„Sie atmet ehrlich? Du mir versprechen? Ganz ehrlich?"

„Ja."

Das war doch echte Liebe, grenzenlose Liebe zu seiner Frau. Die er zwar immer wieder abgegeben hatte, aber wohl wirklich nur aus Sorge.

Ein anderer Kaiserschnitt war da komplett anders. Olga und Andrej erwarteten ihr zweites Kind. Olgas Gynäkologe plädierte für einen Kaiserschnitt, denn der errechnete Geburtstermin war um zwei Tage überschritten. Warum hatten es die Gynäkologen immer so schrecklich eilig mit den Kaiserschnitten? Wir konnten es uns alle nicht erklären.

Olga und Andrej aber waren offenbar genug eingeschüchtert worden, um keinen anderen Weg als den des Kaiserschnittes auch nur in Betracht zu ziehen. Am Morgen informierte ich das Paar über den Ablauf.

„Möchten Sie mit rein?", fragte ich Andrej.

„Ja, gern!", sagte er.

„NEIN!", bellte Olga. Sowas hatte ich noch nie erlebt. Normalerweise waren die Väter entweder dabei, oder aber sie entschieden sich von selbst, nicht mitzugehen, weil sie das nicht vertragen würden.

Ich fragte irritiert: „Wie bitte?"

Und wieder. Andrej: „Ja, gern!"

Olga: „NEIN!"

„Also Warum? Ihr Mann wird nichts von Ihrem offenen Bauch sehen!"

„Ja, ich weiß, aber da hat er nichts von."

Gut. Kevin wurde geboren, ich hielt ihn der Mutter ans Gesicht, die zog es weg und sprach: „Das ist er?"

„Ich hab nur den", scherzte ich. „Herzlichen Glückwunsch zu Ihrem Jungen!"

„Danke. Gut. Der kann jetzt zum Papa. Ich komm ja gleich."

Der Vater stürzte sich vor Freude heulend auf sein Kind und vergrub sein Gesicht in dem Jungen. Heulende Väter waren nichts für mich. Ich musste ja immer mitheulen. Also ließ ich den saugstarken Mundschutz auf, der mir bis unter die Augen reichte, kuschelte Vater und Kind ein und ging hinaus.

Die Mutter wollte das Kind hingegen erst zwei Stunden später zu sich nehmen und erklärte rundheraus, sie sei müde und müsse sich erstmal ausruhen.

Diese Freude, die ein neues Leben mit sich brachte, überwältigte mich jedes Mal aufs Neue. Ich liebte den kitschigen Storch, der an der Kreißsaaltür hing und der für mich für das Schöne stand, das man in der Geburtshilfe sehen sollte. Grundsätzlich jedenfalls. Er stand für das Romantische und für das Märchenhafte. Für das Wunderbare und für das Zauberhafte.

Meine Kollegin Michelle sagte, sie fände den blöd, denn jeder wusste ja, dass der Storch nicht die Kinder brächte.

Eva konterte: „Sollen wir ein Schild mit einem Riesen-Pimmel hinhängen?"

Der Storch blieb. Und das Warten auf mein Examensgeburtsweihnachtsgeschenk auch.

Maria und Mutterkuchen zum Examen

Und dann PASSIERTE ES TATSÄCHLICH! Ich bestand mein Examen. Nun war ich ein nackter Wurm mit Cappy. Hebamme quasi.

Meine Examensgeburt war fast wie Weihnachten: Die Geburt eines kleinen Mädchens namens Maria. Ihre Mutter kam morgens mit einem vorzeitigen Blasensprung in die Klinik. Erstgebärend, auch das noch. Das, wovor mich eigentlich so ziemlich jeder gewarnt hat, denn das konnte so ewig dauern. Frau S. sollte es nun jedenfalls werden.

Eigentlich war ich an diesem Tag auf „Bloß heute keine Examensgeburt!" eingestellt, weil ich mittlerweile schon keine Lust mehr hatte nach den ganzen vertanen Chancen.

„Ich komm' heute später, dafür bringe ich Brötchen mit. Ist das okay?", schnarchte ich schon fast in den Telefonhörer, als ich Anja im Kreißsaal anrief.

„Na und WIE das okay ist, Annalein!", antwortete sie.

„Ist ja heute bestimmt nichts los, oder?", fragte ich.

„Doch, ich würde sagen, schon. Sogar direkt was für dich, ich hab die Frau schon gefragt."

Gut, dass ich grundsätzlich flexibel war, nun hatte ich doch Lust auf eine Examensgeburt.

„Stell Dir vor, Lennert, HEUTE HEUTE HEUTE! Heute ist wahrscheinlich meine Examensgeburt!!"

Wie oft ich meinen Mann Lennert schon dazu genötigt hatte, sich von jetzt auf gleich wie wahnsinnig für mich und mit mir zu freuen. Artig freute er sich auch dieses Mal mit mir. Ein „Das kann aber auch platzen, das Ganze, oder?" konnte er sich allerdings nicht verkneifen.

Ich fuhr los, die Straßen waren natürlich sauglatt im Dezember. Beim Bäcker war ich versucht, der Bäckerin und allen Anwesenden zu verkünden: „Guten Morgen! Und WAS das aber für ein schöner Morgen sein wird! Denn ich werde heute ganz bestimmt meine Examensgeburt erledigen! Sagen Sie doch mal, ist es nun nicht erst recht ein wunderschöner Morgen?"

Ich tat's nicht. Ich erinnerte mich daran, wie ich als Sechsjährige begeistert meinen neuen Schulranzen vor die Mattscheibe gehalten hatte, um ihn der Fernsehmoderatorin zu zeigen. Sie hatte aber nicht reagiert und einfach wie immer die „Sesamstraße" angekündigt. Uns hatten die Mattscheibe und viele, viele Kilometer getrennt, wie ich hatte feststellen müssen. Und hier in der Bäckerei hätte mich das Verständnis von meinem Publikum getrennt.

Anja hatte Frau S. bei Eintreffen bereits eine Braunüle gelegt, so konnte ich mich wenigstens vor lauter Nervosität nicht verstechen oder gar jemanden umbringen. Das war sehr kooperativ von Anja. Frau S., mit indonesischen Wurzeln, hatte ein Lächeln auf den Lippen, als sie auf ihr Baby wartete. Sie hatte ihre Designerbrille auf der Nase und sah einfach hinreißend aus. Wie für den Geburtsprospekt: „Sie fühlen sich unattraktiv? Kein Problem! Ziehen Sie sich einen Blasensprung zu, setzen Sie Ihre schwarz umrandete Brille auf, lächeln Sie und Sie sind der Star!"

„Examensgeburt? Ja gerne! Ja natürlich!", sie war ganz aus dem Häuschen.

Ich auch. Noch. Denn wer nach der effizientesten Foltermethode sucht, nehme sich am besten mal das Thema Examensgeburt zur Brust. Dieses Warten auf den Zeitpunkt, auf die Frau, auf den Verlauf … Es war fast wie bei der Geburt des eigenen Kindes. Bloß ohne Schmerzen.

Anja hatte die Frau schon mit homöopathischen Mitteln versorgt, damit nach dem Blasensprung bald Wehen folgen würden. Ich erklärte Frau S. bestimmte Wehenveratmungstechniken und hätte am liebsten hinter jedem Satz „Ich bin so aufgeregt!" angeschlossen. Aber wie hätte das ausgesehen.

Anja war wirklich großartig bei dieser ganzen Geschichte, sie hielt sich komplett im Hintergrund, ließ mich machen. Andererseits war sie wie auf einen Fingerschnipp für mich da, wenn ich sie brauchte.

Die Eröffnungsphase dieser Geburt zog sich etwas in die Länge.

Anja fragte mich: „Willst du vielleicht nochmal nach Hause fahren und ich rufe dich an, sobald es merklich weitergeht?"

„Nein, auf keinen Fall, draußen ist es glatt!", sagte ich energisch.

Ich hätte mir den Hals gebrochen, und WIE ich mir den Hals gebrochen hätte. Dann wär's vorbei gewesen mit der Examensgeburt. Mit meinem Leben zwar auch, aber das hatte gerade nicht so die Priorität. Ehrlich gesagt.

Deshalb meldete ich mich offiziell aus dem Kreißsaal ab und schlurfte ins Bereitschaftszimmer der Assistenzärzte der Gynäkologie, bezog mir dort das Bett und dachte an meinen Papa, der immer sagte: „Ein gutes Springpferd ruht sich vor dem Springen aus." Und weil das ein gutes Sprichwort ist, befahl ich mir „Schlaf! Jetzt!" und schlief.

Eine Stunde später rief mich Anja auf dem Handy an, um mir zu sagen, dass Frau Meyer, die Lehrhebamme, jetzt auf dem Weg sei und in etwa 40 Minuten eintreffen würde. Ich war ja nur im Bereitschaftszimmer und kam daher vor ihr an. Leider musste ich feststellen, dass sich in meiner nur einstündigen Abwesenheit geburtshilflich schon einiges getan hatte, denn Frau S. veratmete die Wehen hörbar und machte auch nicht mehr so ein glückliches Gesicht. Ihre Designerbrille rettete aber immer noch ihre optische Würde.

Für die Frau war das natürlich ein erfreulicher Geburtsfortschritt, denn ihr Ziel, also ihr Baby, befand sich schon in greifbarer Nähe. Für mich hätte das unter Umständen allerdings bedeuten können, dass die Geburt nicht genug Zeit in Anspruch nehmen würde, die für eine Wertung der Examensgeburt vonnöten gewesen wäre. So unterschiedlich konnten die Interessen sein ...

Weil ich irgendeinen Anknüpfungspunkt brauchte und leider nicht weitermachen konnte, als hätten wir gerade in die Werbung geschaltet – „UND DA SIND WIR WIEDER! Aber vorher können Sie noch an unserem Gewinnspiel teilnehmen! Welche Hebammenschülerin macht sich gerade kräftig in die Hosen vor lauter Angst? Na? Wissen Sie es?" –, sagte ich das, was immer gut ist:

„Gehen Sie ruhig noch mal aufs Klo."

Denn „volle Blase – Wehenbremse" sollte man immer im Kopf behalten.

Frau Meyer kam, ich stellte ihr in Windeseile in der Umkleide die wesentlichen Rahmenbedingungen vor, und dann ging es los. Sie und Anja waren mit dabei. Anja war nur optisch präsent, Frau Meyer strahlte eine Ruhe aus, die mir sehr guttat. Und weil Frau Meyer mich so schön beruhigt hatte, konnte ich gut mit Frau S. atmen und ihr versichern, dass es sich tatsächlich genau SO anfühlte.

Ich untersuchte sie und der Befund war wirklich schon ganz schön ordentlich. Ich betete, dass die Geburt eine kleine Pause einlegen würde ... Frau S. begab sich auf den Geburtshocker und binnen fünf Minuten schrie sie in einer Frequenz, die mich denken ließ: „Wenn ich sie jetzt untersuche, ist sie vollständig und der Kopf ist Beckenmitte. So ein Sch..."

Hoffend, dass Frau Meyer meine Gedanken nicht gehört hatte, atmete ich weiter mit Frau S. Ich lobte sie, diese Frau, die sich nicht – so wie ich – an der Kreißsaaltür abgegeben hatte, sondern das alles selbst super über die Bühne des Lebens brachte.

„Untersuchen Sie mal!", sagte Frau Meyer leise.

„Ähm ... Nein ...", sagte ich.

„Doch, keine Sorge ...", beruhigte sie mich. Der Muttermund war vollständig und der kindliche Kopf stand auf Beckenmitte. Todtraurig informierte ich Frau Meyer über den Befund, riss mich dann zusammen und sagte Frau S. sehr tapfer, dass es jetzt gar nicht mehr lange dauern würde.

Mir schliefen die Beine langsam aber sicher ein, ich kniete ja neben dem Geburtshocker, Frau Meyer saß mir gegenüber und tätschelte mir grinsend die Wange, natürlich auf einem Stuhl. Sie war ja kein nackter Wurm mehr. Sie war ein höchst angezogener Wurm mit Cappy, Socken, Stiefeln und Lehrrobe. Anja stand im Hintergrund.

Meine gesamten Befürchtungen, in pathologischen Momenten gerade in der Examensgeburt nicht zu wissen, was zu tun sei vor lauter Aufregung, lösten sich in ein Nichts auf. Denn diese Frau hier wurde nicht entbunden, sondern sie schenkte ein Leben. Mit Herz. Mit Stolz. Mit Liebe. Ich konnte mir keine Lorbeeren einstreichen, denn tolle neue Ideen zur Unterstützung des Geburtsfortschrittes waren hier absolut überflüssig.

Ich hockte, mittlerweile gefühlt ohne Beine, neben der Frau, mit behandschuhten Händen, lobend und atmend, bereit fürs Äußerste. Bereit für die Geburt von Maria.

Als das kleine Mädchen geboren und von mir in Empfang genommen wurde, hatte ich Lottes „symphysenwärts, symphysenwärts, symphysenwärtser" in den Ohren und ich antwortete im Stillen „Ja, mach ich, mach ich, mach ich! Gut, dass du da bist, liebe Lotte!!"

Dr. Ü. wartete geduldig im Hintergrund, und ich war sehr froh, dass niemand hektisch und euphorisch kaugummikatschend herumbrüllte oder ärztlicherseits Saugglocke und Zange vorbereitet hatte. Es war einfach schön – sehr, sehr, sehr schön. Und hätte Anja „Heul doch" auch nur GEDACHT, hätte ich dem Folge geleistet. Aber Anja dachte es nicht und ich musste nicht heulen.

Maria hatte wirklich einen ruhigen, freundlichen Empfang, dieses kleine süße Baby! Leicht wie eine Feder, fast jedenfalls. 2700 Gramm wog sie und ich möchte mal behaupten, dass sie das allersüßeste Examensbaby auf der Welt war.

Der Mutterkuchen ließ etwas auf sich warten. Anja versuchte mir ein Zeichen auf die Unterlage zu malen, dass ich mal ein Coolpack holen könnte.

„So, ich sehe gerade, hier werden Zeichen gegeben, von denen man hofft, ich sehe sie nicht. Hm, Anna-Maria? Was hat Anja Ihnen versucht mitzuteilen?", fragte Frau Meyer, die gerade noch so schön dabei war, sich mit Frau S. zu unterhalten.

„Also, wir wollten Sie einfach nicht unterbrechen. Und ich wäre natürlich von ganz allein drauf gekommen, ein Coolpack zu holen."

Eine Stunde später lag Frau S. glücklich, geduscht, mit Brille und Maria im frischen Bett und strahlte weiter, als wäre nichts gewesen. Es war eine geschenkte Sache.

Und Gott sei Dank hatte sich das mit dem Mutterkuchen so hingezogen, dass die Geburt doch die vorgeschriebene Mindestzeit von einer Stunde in Anwesenheit der Prüfer in Anspruch genommen hatte.

Irgendwo hatte ich mal gelesen, dass die Faszination, die Neugeborene auf uns Erwachsene ausüben, darin begründet war, dass uns unsere eigene Vergänglichkeit vor Augen gehalten wurde. Auch wir hatten eines Tages als kleines, niedliches Neugeborenes in den Armen unserer Mütter gelegen. Unser Lebenskonto war auf Null gestanden, alles war möglich, alles war offen gewesen.

Wir hatten als kleine niedliche Neugeborene noch keinen blöden Fehler in unserem Leben gemacht, wir mussten uns keine Gedanken über die Folgen unseres Verhaltens machen. Wir waren so gesehen einfach vollkommen, und im Laufe unseres Lebens würden wir entweder auf andere Art und Weise vollkommen werden, oder eben auch nicht.

Jeder für sich hatte die Chance, einzigartig zu werden, und das hatte bislang auch jeder geschafft. Entweder sehr zur Freude der Eltern, weil man beispielsweise Atomphysiker wurde und bahnbrechende Erkenntnisse hervorbrachte, oder aber auch sehr zum Entsetzen der Eltern, weil man in seiner Einzigartigkeit den einzigartig verhängnisvollen Weg des Nichtlegalen gegangen war.

Manchmal war ich versucht, nach einem „beiliegenden" Zettel zu suchen, wenn ein Neugeborenes auf die Welt gekommen war, um zu lesen, welchen Weg es eines Tages einschlagen würde. Ich stellte mir vor, was solch ein Begleitschreiben wohl über meine Kollegin Lotte ausgesagt hätte.

Bei ihr hätte man sicher einen längeren Text gelesen: „Haaaaaaaaalloooooooooo! Hier ist Lotte! Hurra! Lottes Anwesenheit ist niemals von Ruhe und Stille begleitet! Und sie wird niemals den Weg ins Kloster schaffen, nur für den Fall, dass sie das eines Tages wollen würde, denn Lotte wird am Schweigegelübde scheitern! Niemand wird sich eines Tages ein Hörbuch kaufen müssen, wenn man zum Familien-, Freundes- oder Bekanntenkreis von Lotte gehört. Sie ist nämlich selbst eins! Gute Unterhaltung, der Spaß ist garantiert!"

Ich liebte sie abgöttisch, wirklich von ganzem Herzen, sie war nämlich wirklich eine gute und ehrliche Seele.

Lotte erzählte mir eines Tages, als wir uns über die Lehrzeit unterhielten, dass sie es als Schülerin damals auch nicht immer ganz einfach hatte und man sich manchmal, wenn man den Anschiss seines Lebens bekommen hatte, wie ein Wurm fühlte, der deprimiert und lebensmüde davon kroch.

„Anna-Maria, DU bist leider noch ein nackter Wurm. Die frisch ausgelernten Hebammen sind allerdings auch noch ein nackter Wurm, aber immerhin mit Cappy!"

Und was soll ich sagen, auch ein nackter Wurm durfte mal in die Welt der nackten Würmer mit Cappy schnuppern.

Endlich Hebamme!

Es war geschafft. Das scheinbar unerreichbare Ziel. Ich hatte es erreicht. War das zu glauben? War es echt zu glauben?

Was waren die drei Jahre für eine Zeit. Eine Zeit, die ich größtenteils sehr gern hinter mir ließ, um ehrlich zu sein. Sehr anstrengend war das gewesen. Mit teilweise auf Gedeih und Verderb nicht geklärt werden wollenden Missverständnissen. Mit all dem Gejaule und Gemeckere. Mit der Undiszipliniertheit. Mit der fehlenden Struktur.

Dennoch, wenn es drauf ankam, war es eine schöne Zeit, und die nahm ich mit. Das In-einem-Boot-Sitzen, als die praktischen Examensprüfungen begonnen hatten. Das Ein-Ziel-vor-Augen-Haben, als unser Wiederholungsblock am Ende der Ausbildungszeit stattfand. Das Wir-haben-das-schriftliche-Examen-hinter-uns, das wir mit Musik und bester Laune gemeinsam feierten. Das gemeinsame

Warten in der Küche auf den Zeitpunkt der mündlichen Prüfung. Das „Viel Glück" und „Erzähl mal, wie war's?"

Und, wie war es eigentlich?

„Ich habe bei der Beckenendlagenentwicklung zuerst den falschen Arm gelöst. Kacke", flüsterte ich eines Tages im Praxisunterricht. Der falsche Arm der armen, immer wieder geborenen Puppe wurde wieder zurückgestopft und ich durfte noch mal.

Frau Meyers Kopf landete vor Lachen auf dem Tisch, als ich die Frage „Wann ist eine Blutdruckmessung am Arm kontraindiziert?" mit „Wenn er fehlt …" beantwortete. Gott im Himmel.

Das Wir-sind-nun-alle-Hebammen habe ich mitgenommen, als wir dann unsere Urkunden erhalten haben. Wir haben alle vor Freude miteinander geheult.

Es ist nicht nur bei Referaten so, dass man sich vor allem den Anfang und den Schluss merkt. Den Mittelteil vergisst man schnell wieder. Und so wollte ich es mit den Erinnerungen an diesen Kurs halten. Die Euphorie am Anfang, weil wir endlich Hebammenschülerinnen sein durften. Und die Euphorie zum Schluss, weil wir endlich Hebammen geworden waren.

Ich war sehr froh, dass drei meiner besten Freundinnen zur Examensfeier mitgekommen waren. Die drei, die mich in den drei Jahren so klasse unterstützt hatten. Sei es, dass Maja Alexander ständig zu den Pfadfindern mitgenommen hatte; sei es, dass Christiane spontan in Notfällen auf Selma aufpassen konnte; sei es, dass Hella mir vor den Prüfungen und auch gern dazwischen den Rücken und Nacken durchgeknetet hatte. Sei es, dass sie mich drei Jahre lang angefeuert hatten, als gäbe es kein Morgen mehr.

Lennert hatte schon vorher kräftig mit mir gefeiert. Das war das Wichtigste gewesen, denn so war ich mir sicher, dass ich es ihm nicht „angetan" hatte. Ich hatte nicht darauf bestanden, dass er das hier mitmachte. Er hatte es trotzdem getan und mich mit aller Kraft unterstützt.

Es war schön zu sehen, wer noch so alles zur Examensfeier kam, um uns allen zu gratulieren. Viele von der Wochenstation. Darunter auch Katharina, die mir seit meinem allerersten Einsatz vorausgesagt hatte, dass ich mit größter Sicherheit noch ein Baby bekommen würde ... In welche Glaskugel hatte sie da geguckt? Vielleicht hätte sie vorher einen Spritzer Glasreiniger drauf geben sollen.

Anja, Lotte und Emma aus dem Kreißsaal, und so weiter. Es war schön, dass sie da waren. Mir war ein bisschen nach Heulen, als die drei Kolleginnen mir mein Geschenk überreichten. Ein Wiegetuch, ein Hebammenschild fürs Auto, einen Wellnessgutschein, eine liebe Karte. Sie freuten sich aufrichtig für mich. Die Lieben aus „meinem" Examenskreißsaal würden mir so schrecklich, schrecklich fehlen.

Bei der Examensfeier gab's ein paar Pflichtprogrammpunkte: Zum einen den kleinen Show-Act von unserem Unterkurs, der auf wirklich saukomische Art und Weise eine Kreißsaalsituation absolut klischeehaft beschrieb. Allerdings kam das bei einigen Hebammen nicht so gut an, es gab Klagen, Zoff und Streit. Und Maja berichtete mir von Tränen auf dem Klo.

Dann waren wir dran. In Raumfahrtanzügen lief unser Kurs auf die Tanzfläche, und weil es das letzte Mal in unserem Kursleben war, brüllten wir unsere superpeinliche Kurshymne in die Räumlichkeiten und führten unsere Choreographie auf, denn wir hatten nichts mehr zu verlieren.

Und dann war ich sehr, sehr müde. Eigentlich wollte ich nur schnell weg, ohne „Tschüss und alles Gute", denn ich hasste Abschiede, und WIE ich sie hasste.

Aber nein, wer meine Freundin Maja mit dabeihatte, erlaubte sich so was nicht. Die Mutter von drei Kindern hatte auch mich allerbestens im Griff. Dafür liebte ich sie sehr. Also suchte ich alle meine Kurskolleginnen auf, verabschiedete mich von ihnen und Veronika nahm mich in den Arm und lachte.

„Oh Mann, Anna-Maria, jetzt haben wir es geschafft und müssen uns nicht mehr ertragen, wa?", dröhnte sie.

„Ja, es war eigentlich echt furchtbar. Furchtbar", antwortete ich. „Aber da mussten wir wohl durch. Es hilft nichts. NICHTS."

„Da sachste was ...", bekräftigte sie.

„Hau rein und mach was", polterte Veronika.

Wer hätte das gedacht! Was für ein Abschied. Wir hätten uns theoretisch auch prügeln können. Wir waren aber einfach zu glücklich darüber, uns nicht mehr sehen zu müssen. Und das hat uns wohl für den Moment verbunden.

Tja, das waren sie.

Drei Jahre der beruflichen Selbstverwirklichung.

Drei Jahre des Wunsches, endlich fertig ausgebildet zu sein.

Drei Jahre des Abenteuers Geburtshilfe.

Drei Jahre, in denen meine drei Lieben bedingungslos zu mir gehalten und mir diesen Weg überhaupt ermöglicht haben.

Drei Jahre, in denen unsere Ehe und unser Familienleben bewiesen hatten, wie wertvoll unsere Bande waren.

Drei Jahre, in denen ich mich wenig bei meinen Freundinnen und Freunden gemeldet und trotzdem Verständnis und Anfeuerei und den Glauben an mich geerntet hatte. Wer hatte schon solche tollen Freunde? Wer?

Nun würde ein neues Kapitel beginnen. Der nackte Wurm hatte sein Cappy aufgesetzt, und nun ging es los.

Freiberuflich in der Hebammenpraxis. Mit Kursen. Mit Hausbesuchen. Mit einem neuen Kapitel.

Es blieb spannend.

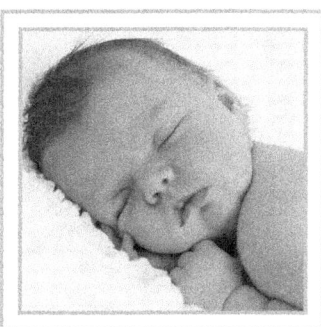

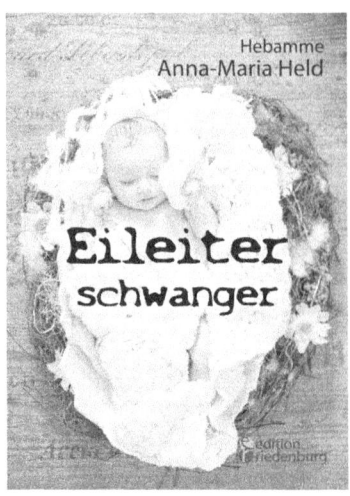

... und spannend geht es gleich weiter im nächsten
Buch von Hebamme Anna-Maria Held:

Für Anna-Maria und ihren Mann Lennert ist die Familienplanung mit zwei lieben, gesunden Kindern bereits abgeschlossen. Doch dann passiert es, und Anna-Maria ist schwanger. Eileiterschwanger. Auf einmal wird die Hebamme selbst zur Patientin und wechselt die Perspektive. Das Schicksal trifft sie doppelt hart, denn beim notwendigen operativen Eingriff erleidet Anna-Maria nicht nur den unausweichlichen Schwangerschaftsabbruch, sondern büßt auch einen gesunden Eileiter ein.

„Um eine Ausschabung der Gebärmutter bin ich herumgekommen. Ich hatte nun wie eine alte Frau einen Wunddrainagebeutel. Unerträglich der Anblick. Und groß genug mein Gejaule, sodass er dann ein paar Stunden später von Ärztin Emma entfernt wurde. Dann begann die Heulerei und es heulte von ganz allein. Ich rief Lennert an, erzählte ihm kurz mit meinem Narkosekopf, was los war. OP fertig, ich wieder wach, linker Eileiter raus, alles doof. Mehr ging nicht. Und weil ich so am Heulen war, wollte ich auch nicht, dass Lennert mit den Kindern kam. Die hätten das überhaupt nicht verstanden. Denn wegen ‚eines Blinddarms' heult man eigentlich nicht."

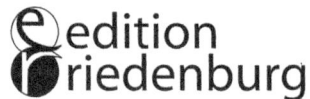